Ursel Bühring

Heilpflanzenrezepte

Die besten aus der Freiburger Heilpflanzenschule

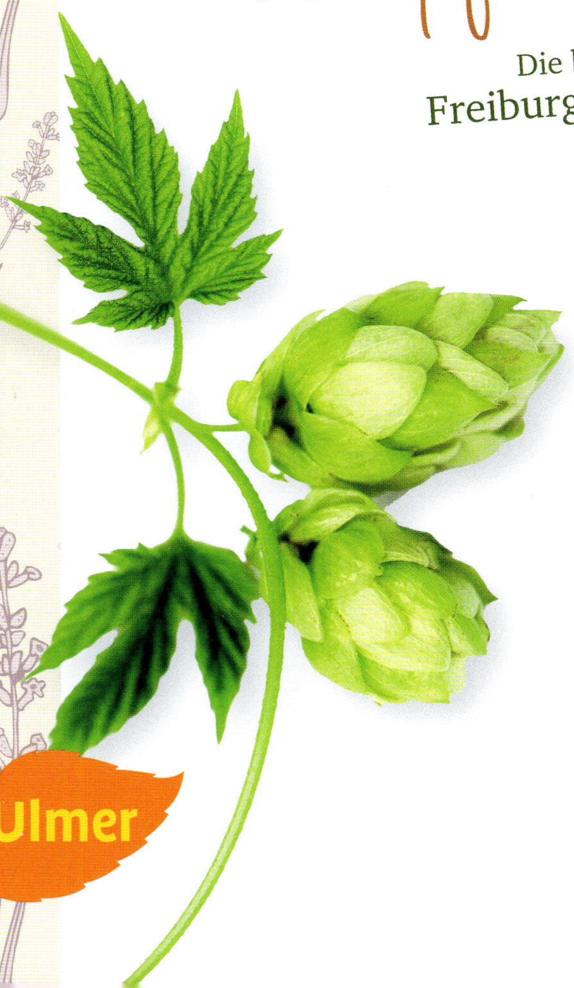

Ulmer

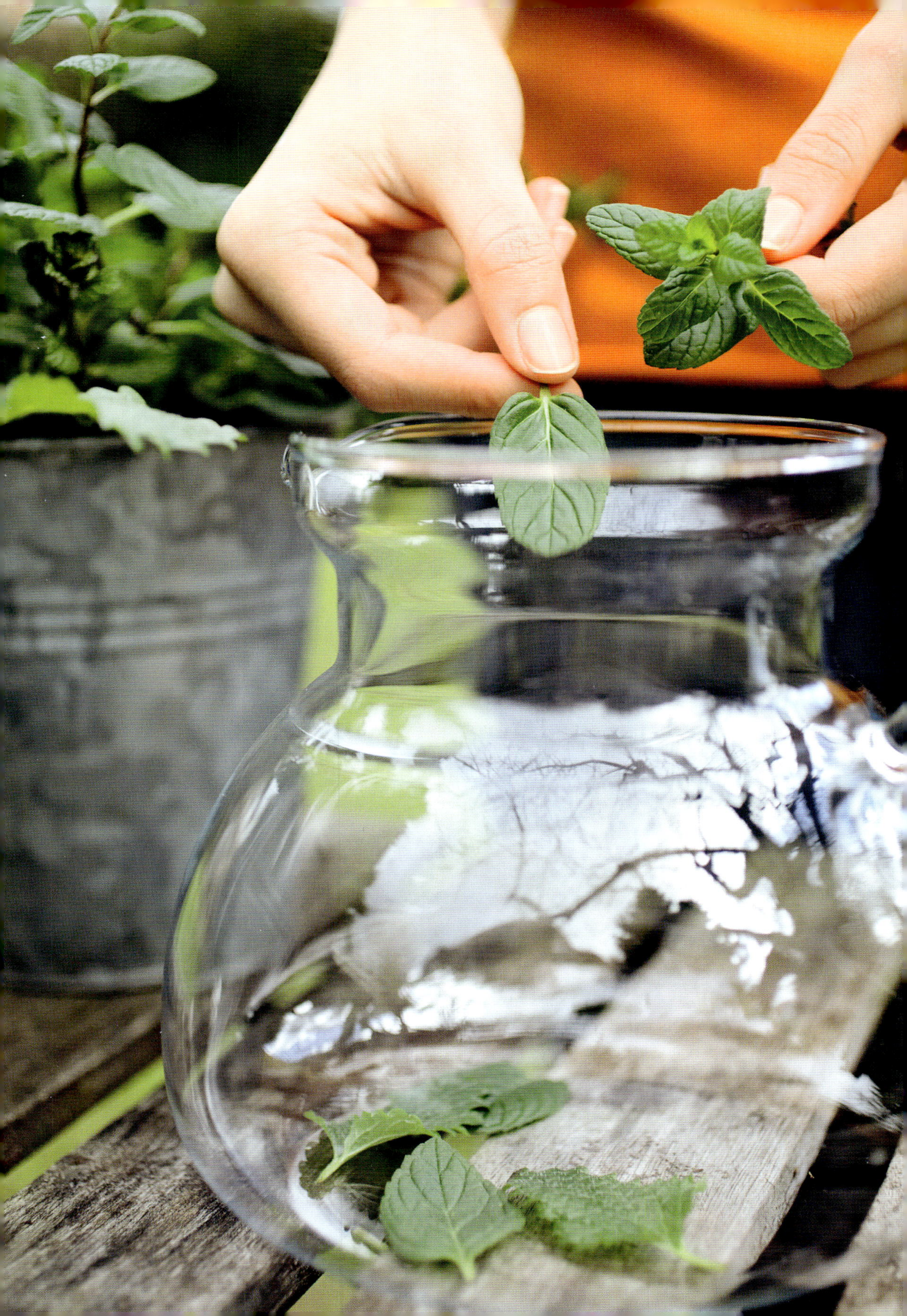

Liebe Leserin, lieber Leser,

Sie haben hier eine Schatzkiste vor sich, gefüllt mit lauter ungewöhnlichen Ideen für Geschenke, die Sie sich selbst schenken dürfen. Etwas, das gut tut, ist doch ein Geschenk, oder?

Wir haben eine ganze Palette an Rezepturen für Sie eingepackt – aber wer sind wir? Wir, das ist das Team der Freiburger Heilpflanzenschule: ich, die Gründerin, langjährige Leiterin und Dozentin mit meinen vielen Mit-Dozentinnen und -Dozenten und Kursbegleiterinnen – und mit der seit 2013 neuen Leiterin.
1997 habe ich die Schule gegründet, sie war damals die erste ihrer Art in Deutschland. Und wie es im Pflanzenreich so ist, wurde aus dem zarten Stämmchen Heilpflanzenschule mit der Zeit ein kräftiger, gut verwurzelter Baum mit vielen Zweigen, der gesundes Grün trieb, zu blühen und fruchten begann und seine Samen verstreute. Heute gibt es viele Heilpflanzenschulen und zahlreiche Menschen, die das kostbare, uralte und gleichermaßen wissenschaftlich fundierte Wissen in die Welt tragen. Das ist gut so, denn Wissen verdoppelt sich, je mehr man es teilt – wie die Liebe!

Zu Beginn, ich weiß es noch genau, habe ich alles alleine gestemmt – jeden Unterrichtstag der Grundausbildung, jede Praxiseinheit, jede Entscheidung galt es mutig zu entwickeln und verantwortungsbewusst auszuführen. Den Erfolg betrachte ich dankbar als ein großes Glück. Die Schule wuchs schnell, und so brauchte es auch mehr Schultern, die sie trugen. Und das war das zweite große Glück: das wunderbare Team der Schule wuchs ebenso. Alle Dozentinnen und Dozenten brachten ihre eigenen, bewährten Lieblingsrezepte mit, ein jeder aus seinem Arbeitsalltag, aus der eigenen Praxis. Auch jede Kursbegleiterin und letztlich alle Teilnehmerinnen und Teilnehmer bereicherten das „Gesamtwerk Schule". Wie eine Pflanzengesellschaft wuchsen wir gemeinsam, unterstützten, ergänzten, bereicherten und beschenkten uns, gerade auch mit unserer Unterschiedlichkeit, ein jeder mit seiner individuellen Persönlichkeit.

Ja, und so wuchsen und gediehen auch die Rezepturen. Ausprobieren, verbessern, verwerfen, nochmals optimieren – und für Top befinden.

An Testern mangelte es nie: Mein Dank hier an all die vielen Teilnehmerinnen und Teilnehmer, die über die Jahre die Schule besuchten!

Allen gemeinsam war stets die Lust am Genießen. Nicht nur die Heilrezepte mussten annehmbar sein („eine Therapie ist nur so gut, wie sie auch angenommen wird"), sondern auch die ganzen Schmankerl, die es in den Unterrichtspausen zu erproben galt. Das machte die Pausen äußerst beliebt (und länger als geplant), aber natürlich auch lehrreich, denn die Wirkung eines Lavendelkekses musste ja am eigenen Leib getestet werden ... Und so konnte ganz nebenbei auch die Prävention, die Erhaltung und Förderung der Gesundheit gelehrt werden, die für mich besonders wichtig ist und die in diesem Buch einen breiten Raum erhält.

Heilpflanzen wirken eben einfach umfassend. Ihre Inhaltsstoffe sind so vielfältig und wohltuend: Von ihrem Duft (den ätherischen Ölen) über ihre Farbe (die Flavonoide, Anthozyane, Betacarotinoide ...) bis zu vielen weiteren Stoffen, die sie uns schenken. Wer diese Fülle selbst sinnlich erfahren darf, vergisst das nie!
Sie finden in dieser Rezeptsammlung also das gesammelte Know-how des Teams der Freiburger Heilpflanzenschule, zusammengestellt von seriösen, verantwortungsvollen Fachleuten, die mit Herzblut für ihre Sache arbeiten. Sei es gegen die wichtigsten Beschwerden, sei es für Genuss und Vorbeugung: Wir haben wirklich ungewöhnliche und durchweg bewährte Rezepturen für Sie aufgeschrieben, Rezepte, die nicht in jedem Buch stehen und die Sie auch nicht im Internet finden.

Viel Freude nun beim Schmökern und natürlich vor allem beim Zubereiten und Anwenden, denn: Es gibt nichts Gutes, außer man tut es!

Ihre Ursel Bühring

Warum tun Heilpflanzen so gut?

Sie finden in diesem Buch Rezepte für Jung und Alt, Frau und Mann – und für die verschiedensten Bereiche des Körpers. Sie können sich damit viel Gutes tun – aber bitte denken Sie daran, bei anhaltenden Beschwerden Ihren Arzt aufzusuchen.

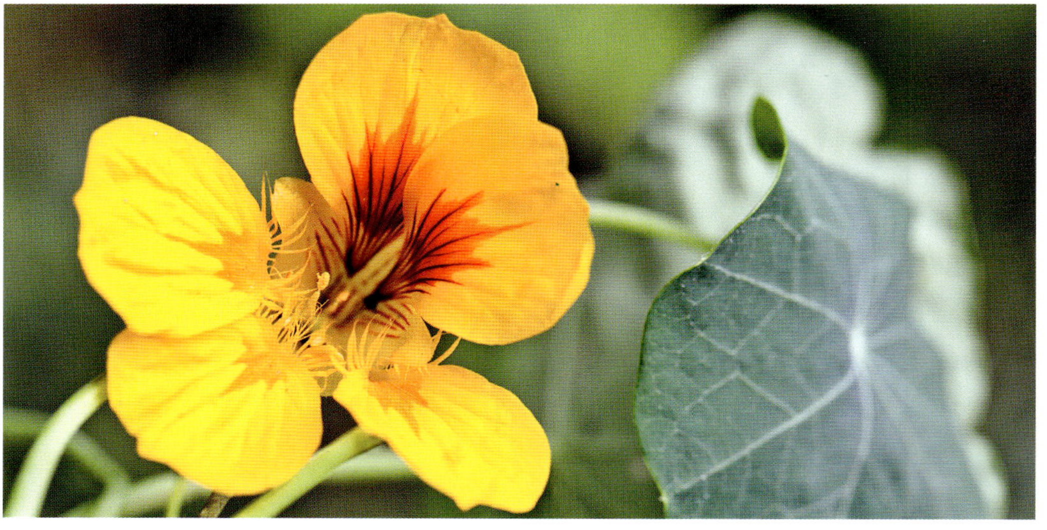

Kapuzinerkresse unterstützt das Immunsystem.

GUTES FÜR DEN BAUCH Im „Bauch" findet die Verdauung statt, von oben nach unten. „Gut gekaut ist halb verdaut", lautet ein Sprichwort, denn nur gut aufgeschlossene Nahrung kann (ohne Bauchweh) ins Blut aufgenommen werden. Aber das ist noch lange nicht alles: Wenn der Darm gesund ist, ist es meist auch das Immunsystem. Warum? Ein Großteil des Immunsystems sitzt, genau: im Darm. Eigentlich logisch, denn über den langen Darm hat der Körper mehr Kontakt zur Außenwelt als die Haut (!) und muss dafür sorgen, dass keine krank machenden Keime oder Gifte in den Körper eindringen.

Verdauen, entgiften, kurz: den Körper gesund halten, das sind die Hauptaufgaben im Bauch, und dabei unterstützen Heilpflanzen wirkungsvoll. Allen voran solche mit Bitterstoffen, denn sie fördern die Produktion von Verdauungssäften jeglicher Couleur und unterstützen damit Magen, Darm, Leber und Galle bei ihren Aufgaben.

ABWEHRBEREIT Ein gesundes Immunsystem ist Voraussetzung für die Gesundheit, denn es hilft, die „Feinde", also Viren, Bakterien und Pilze, die uns tagtäglich umgeben, in Schach zu halten. Das Immunsystem ist ein großes System, das den Körper wie ein Netz durchzieht und in Zellen und Organen zugleich angesiedelt ist. Es arbeitet beispielsweise in den Lymphknoten, in Milz und Mandeln, aber auch in der Schleimhaut von Darm und Nasen-Rachenraum, den Harnwegen und der Außenhaut.

Ein solch umfassend großes System kann nur ganzheitlich unterstützt werden: durch eine gesunde Lebensweise mit genügend Schlaf, Bewegung und frischer Luft, durch vitalstoffreiche Ernährung und wenig Stress. Aber auch durch gut funktionierende Entgiftungsorgane des Körpers: Leber, Darm und Nieren. Deshalb gehört nicht nur das berühmte Niederringen einer beginnenden Erkältung dazu, sondern auch die Frühjahrskur und gesunde Harnwege. Ganzheitlich eben, und darin sind Heilpflanzen Meister.

HAUT UND SEELE Eine schöne, weiche, gesunde Haut ist mehr als ein Schönheitsideal. Die Haut ist die äußere Schutzhülle, ein Kontakt- und Kommunikationsorgan, ein Stoffwechsel- und Entgiftungsorgan, das zudem nach außen zeigt, ob der Körper gesund ist. Auf der Haut sieht man Wunden und Krankheiten – und oft auch den Zustand der Seele. Haut muss gepflegt werden, von außen und von innen, um gesund zu bleiben oder wieder zu gesunden. Für beides gibt es einen ganzen Strauß wirksamer Heilpflanzen.

Auch das Nervensystem zeigt eine Verbindung zwischen Körper (soma) und Seele (psyche), vor allem das vegetative Nervensystem. Leidet die Psyche, zeigt sich das oft im Körper und man spricht von einer psychosomatischen Erkrankung. Bewährte Heilpflanzen können das Nervensystem anregen oder beruhigen, „Licht“ in die Seele bringen oder mit Bitterstoffen Körper und Seele gleichermaßen tonisieren.

SCHMERZ, HERZ UND KREISLAUF Schmerz gilt zuerst einmal als „Wachhund der Gesundheit“, denn er zeigt, dass etwas nicht in Ordnung ist und hat damit sogar eine Art Schutzfunktion. Aber Schmerzen, egal welcher Art, sind eine sehr unangenehme Empfindung – schließlich tun sie weh. Ja, auch dagegen ist ein Kraut gewachsen, aber: Schmerz-Pflanzen muss man sehr differenziert und genau dosiert einsetzen und, wenn es keine harmlosen vorübergehenden Schmerzen sind, unbedingt die Schmerzen zuvor ärztlich abklären lassen.

Das gilt natürlich besonders für Herzschmerzen, die dringend in ärztliche Behandlung gehören. Doch es gibt Heilpflanzen, die das Herz nebenwirkungsfrei unterstützen oder beruhigen, oder die den Kreislauf anregen, und die kann man durchaus in der Selbstbehandlung einsetzen.

JUNG UND ALT, FRAU UND MANN Manche Rezepte sind wirklich ganz individuell einzusetzen und nicht für Jedermann oder nur in einer bestimmten Lebensphase geeignet, sei es im Kindesalter oder beim Älterwerden. Dass sich der Unterschied zwischen Mann und Frau auch beim Einsatz bestimmter Heilpflanzen zeigt, versteht sich sicher von selbst. Deshalb haben wir aus unserer Schatzkiste Rezepte gegen Beschwerden bei Frauen und bei Männern zusammengetragen und solche, um gesund und fit älter zu werden, Rezepte extra für Kinder und mit Wonne Rezepte für die Schönheit und die Liebe.

Vielfältig angewendet

„Es genügt nicht zu wollen, man muss es auch tun", sagte Goethe. Es genügt nicht, die Heilpflanzen zu kennen, man tut gut daran, auch zu wissen, wie man sie einsetzt. Deshalb hier eine kleine Einführung in die wichtigsten Anwendungsformen.

Teemischungen Tee ist nicht gleich Tee, denn die verschiedenen Inhaltsstoffe kommen nur dann richtig zur Wirkung, wenn die Zubereitungsart korrekt ist, das ist genauso wie beim Kochen. Wie welche Teemischung zubereitet wird, damit sie auch wirkt, ist bei jedem Rezept ausführlich beschrieben. Übrigens: Bei den Teemischungen handelt es sich in der Regel um getrocknete Kräuter. Ist es ein Rezept mit frischen Pflanzen, steht das bei den Zutaten. Für die optimale Wirkung bewahren Sie Teekräuter bzw. Teemischungen immer dunkel und in einer luftdicht verschließbaren Dose auf.

Wickel und Auflagen Wickel tun einfach nur gut, und, auch wenn es nach „Großmuttermedizin" klingt: sie wirken. Wichtig für die gute Wirksamkeit ist aber ihre korrekte Anwendung, und die ist bei jedem Rezept genau beschrieben. Lassen Sie Sorgfalt walten und achten Sie auf die entsprechende Wärme oder Kälte, auf die richtigen Wickelzusätze und das richtige Anlegen. Und noch etwas ist wichtig: Zu einem Wickel gehört die Ruhe mitverordnet, und der Genuss ...

Tinkturen, Weine, Liebestropfen ... Manche Wirkstoffe lösen sich nun einmal am besten in Alkohol, vor allem die ätherischen Öle. Dass sich heilkräftige alkoholische Ansätze auch noch bestens konservieren lassen, wusste man schon vor Hunderten von Jahren, und so wurde vieles überliefert. Alkoholische Auszüge sind wirkungsvoll, praktisch im Gebrauch und bei vorschriftsgemäßer Dosierung gesundheitlich unbedenklich. Grundregel für Tinkturen: 3-mal täglich 20 Tropfen, für Heilweine 1- bis 2-mal täglich 1 Likörglas. Als „Side-Effect": Sie können auch munden, die edlen Tröpfchen!

Salben, Cremes und Bäder, Kräuterkissen, Zäpfchen oder Nasentropfen Dies sind alles Zubereitungen, die über die Haut wirken. Haut und Schleimhaut sind etwas Wunderbares: einerseits bieten sie Schutz, andererseits nehmen sie von außen aufgebrachte Stoffe auf und schleusen sie in den Körper hinein. Eine äußerliche Therapie fürs Innere des Körpers. Bei den Heilpflanzenanwendungen, die dafür in Frage kommen, ist vor allem eines wichtig: die Qualität sämtlicher Zutaten, die korrekte Zubereitung (und es macht Spaß, eine Salbe oder Ähnliches selbst herzustellen!) und die richtige Anwendung. Ganz genau steht das WIE bei jedem Rezept.

Wildkräutergerichte und Essen als Medizin Was gibt es Schöneres als das: Gesundheit essen. Dabei geht es immer um das WAS, also um die gesunden, vitalstoffreichen,

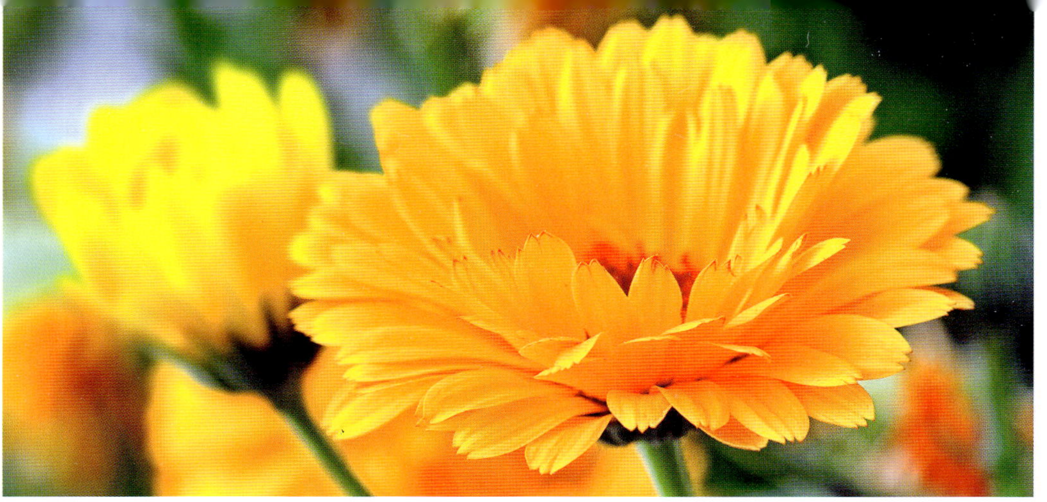

Ringelblumen sind die Klassiker und den Haut-Heilpflanzen.

geschmackvollen Ingredienzien, und um das WIE, die sorgfältige, vitalstofferhaltende Zubereitung. Wildkräuter sind würzig, farbenfroh, kostbar (aber nicht kostspielig!), lecker und einmalig gesund. Sie sind beileibe keine Notlösung in Hungerszeiten, sondern eine unglaubliche Bereicherung: Wildkräuter übertreffen das Kulturgemüse in Bezug auf die Inhaltsstoffe ganz erheblich. Deshalb: Wildkräuter am besten nur kurz lauwarm abbrausen statt lange zu wässern, um den wertvollen Inhalt bestmöglich zu erhalten. Und natürlich: Verwenden Sie nur Kräuter, die Sie gut kennen und sammeln Sie nur an unverschmutzten Stellen außerhalb von Naturschutzgebieten.

AROMATHERAPIE Ätherische Öle, meist mittels Wasserdampfdestillation aus Blättern, Blüten, Samen, Früchten, Wurzeln therapeutisch wirksamer Pflanzen gewonnen, sind lipophil (fettlöslich) und kleinmolekular. Dadurch können sie über Haut und Schleimhaut leicht die Zellmembranen des Körpers durchdringen und über feinste Kapillaren direkt in den Blutstrom aufgenommen werden – und somit im Körper medizinische Wirkungen entfalten: gegen Bakterien, Viren, Pilze, die Abwehrkräfte stärken, Schmerzen lindern, anregend oder beruhigend, krampflösend oder entzündungswidrig, durchblutungsfördernd oder angstlösend wirken. Das wird auch in immer mehr Kliniken und Pflegeeinrichtungen genutzt, wo ausgebildete Aromatherapeuten arbeiten. Werden ätherische Öle eingeatmet, zum Beispiel übers Inhalieren, gelangen sie direkt ins Gehirn, in das limbische System, in der das Gedächtnis und die Emotionen sitzen, und können beispielsweise Stimmungen beeinflussen oder Stress lindern.

Die Qualität der Öle ist entscheidend für die Wirkung, deshalb: verwenden Sie nur 100 Prozent naturreine Öle (siehe Seite 136), die unverändert, unverfälscht und weder mit anderen, preiswerten Ölen verschnitten noch mit naturidentischen oder künstlichen Aromaölen gemischt sind.

Bei den ätherischen Ölen gilt nicht „mehr ist besser". Zu hoch dosiert, können sie durchaus die Haut reizen oder Allergien auslösen. Deshalb sollten Sie ätherisches Öl niemals pur auf die Haut auftragen, immer nur verdünnt – wie bei unseren Rezepten angegeben. Menschen mit einer diagnostizierten Duftstoffallergie dürfen keine ätherischen Öle verwenden.

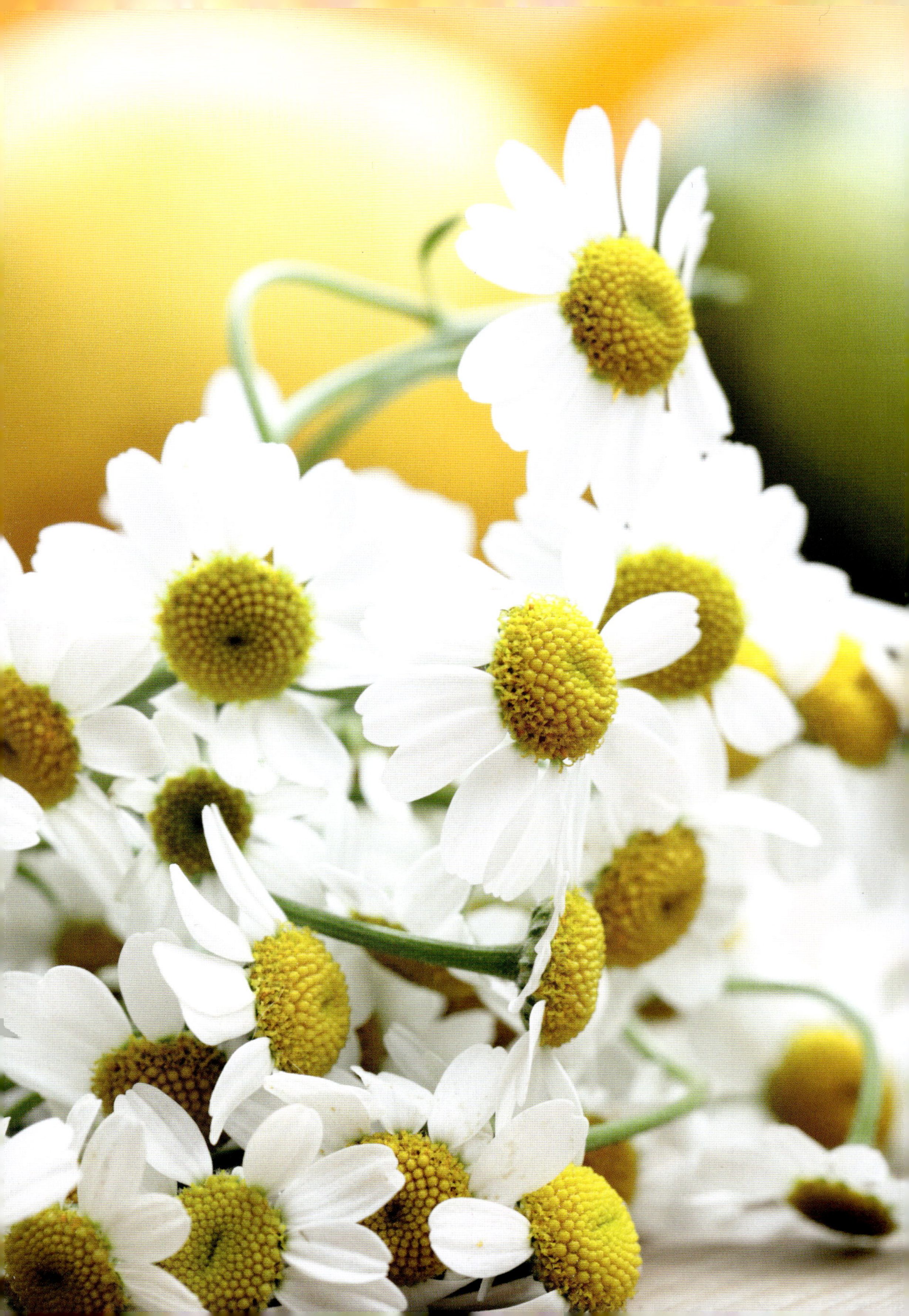

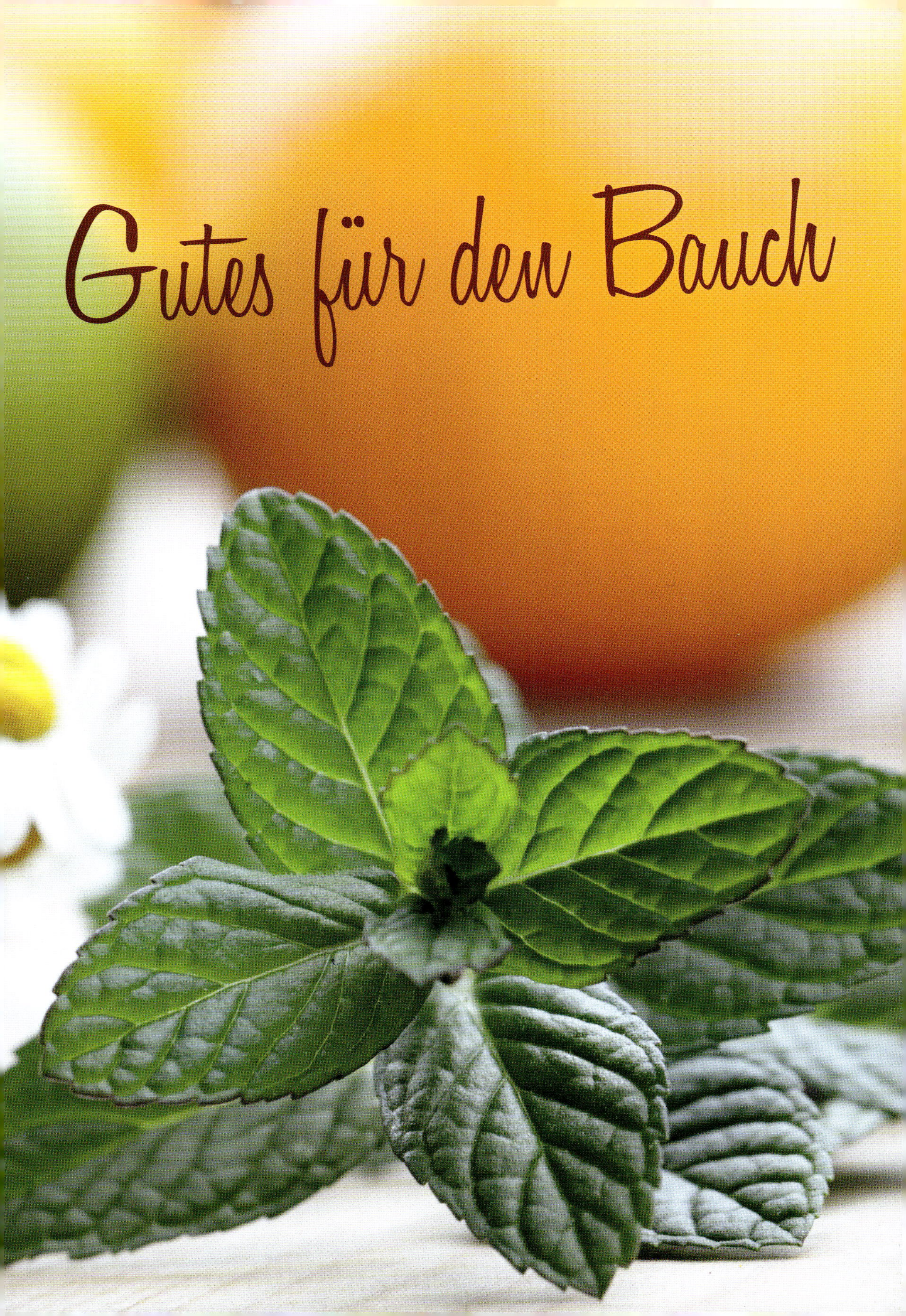
Gutes für den Bauch

Aperitif und Digestif

Schnelle wilde Kräutersauce

Sie wollen im Frühjahr Verdauung und Stoffwechsel ankurbeln? Und lieber mehr Zeit beim Sammeln draußen verbringen als in der Küche? Hier ist Ihr Rezept! Diese Sauce ist einfach zuzubereiten und schmeckt wunderbar zu Spaghetti oder zu Spargel, Schwarzwurzeln und Karotten.

Flexibel bleiben

Bei meinen Wildkräuterrezepten müsste eigentlich immer dabei stehen: Man nehme, was man habe. Denn es gibt natürlich noch viel mehr verwendbare Wildkräuter als die hier erwähnten. Wer mag und sich auskennt, kann die Rezepte also entsprechend erweitern.

Für 2–4 Portionen

3–4 Handvoll frisch gesammelte Wildkräuter, gemischt aus jungen Blättern und Trieben von Brennnesseln, Bärlauch, Giersch, Vogelmiere, Wiesen- oder Klettenlabkraut, Knoblauchsrauke, dazu kleine Mengen von Beifuß, Schafgarbe, Gundermann
250 ml Sahne
abgeriebene Schale einer kleinen Zitrone
1 Msp. Salz
Pürierstab

So geht's

- Kräuter bei Bedarf waschen und grob zerkleinern.
- Alle Zutaten zusammen aufkochen, etwa 10 Minuten weiterköcheln lassen und pürieren.

Rezept von Ursula Bertsch

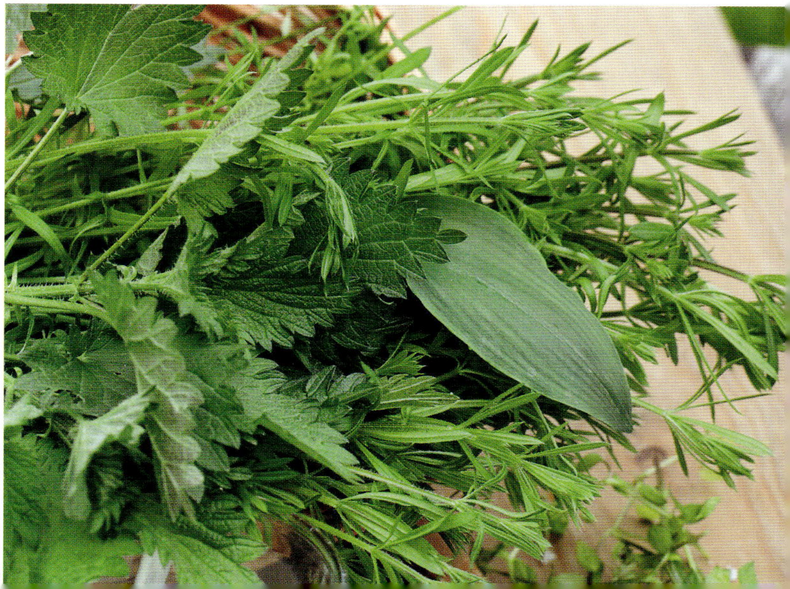

Frühlings-Wildkräutersuppe

Wildkräuter sind vital, haben eine Menge Vitamine und Mineralstoffe und fördern den müden Stoffwechsel nach langen Wintertagen. Treiben Sie mit Grünkraft den Winter aus und sorgen zudem auf geschmackvolle Weise für eine optimale Verdauung.

Für 1 Portion
1 Handvoll frische junge Blätter von Wildkräutern (siehe Kasten)
1 kleine Kartoffel
etwas Butter
etwa 200 ml Wasser
1 EL Sahne
Salz und Pfeffer
Gänseblümchenblüten zum Dekorieren
Pürierstab

So geht's
- Kräuter und geschälte Kartoffel klein schneiden.
- Wildkräuter in Butter etwas andünsten, die Kartoffelstücke dazugeben und mit dem Wasser aufgießen. Auf kleiner Flamme 15–20 Minuten köcheln lassen.
- Sahne dazugeben und alles pürieren.
- Mit Salz und Pfeffer abschmecken, mit Gänseblümchenblüten dekorieren.

Rezept von Ursula Bertsch

Wilde Suppenkräuter
Nehmen Sie viel von Bärenklau, Bärlauch, Brennnessel, Giersch, Knoblauchsrauke, Sauerampfer, Spitzwegerich, Wiesen- oder Klettenlabkraut, Schlangenknöterich und Vogelmiere. Zum Würzen wenig Beifuß, Gundermann und Schafgarbe hinzufügen.

Chai masala

Chai masala, der indische Gewürztee, ist ein natürlicher Verdauungsförderer nach dem Essen, zum genüsslichen Entspannen oder wenn es einen fröstelt. Er ist ein Feuerwerk der Gewürze und mit seinen duftenden Aromen eine Wohltat für Körper und Seele – und er unterstützt die Verdauungsorgane.

Bei empfindlichem Magen
Wenn Sie einen empfindlichen Magen oder ein Magen-Darm-Geschwür haben, trinken Sie diesen Tee bitte nicht zu häufig, da es die Schleimhaut reizen kann. Bei hohem Fieber gar nicht trinken, da das Fieber durch die erwärmende Wirkung des Tees verstärkt wird.

Für 2 Portionen
500 ml Wasser
2 EL Schwarzteeblätter
1/2 Zimtstange
5 Gewürznelken
6 grüne Kardamomkapseln
6–8 schwarze Pfefferkörner nach Wunsch
1 Tasse Milch
Zucker nach Wunsch
Mörser

So geht's

- Wasser mit Schwarzteeblättern auf niedriger Flamme aufkochen, bis sich das Teewasser deutlich reduziert und eine intensive, dunkle Farbe angenommen hat. Der Tee sollte schön würzig duften.
- Zimt, Nelke und Kardamom im Mörser zerkleinern und in einer Pfanne unter Rühren bei mittlerer Hitze rösten, bis es duftet. Das Anrösten der Gewürze ist nicht unbedingt nötig – das Aroma wird durch das Rösten jedoch intensiver.
- Die Gewürze mit der Milch in den Schwarztee geben und 3 Minuten aufkochen lassen.
- Tee abgießen und nach Geschmack süßen. Heiß trinken.

Mein Tipp
Bei Erkältung, Grippe, Halsschmerzen oder Nasennebenhöhlenentzündung dem Tee etwas Pfeffer und ein etwa 2,5 cm langes Stück Ingwer hinzugeben. Diese Gewürze unterstützen und verstärken die desinfizierende, entzündungshemmende Wirkung und stärken die körpereigene Abwehr.

Rezept von Andrea Tellmann

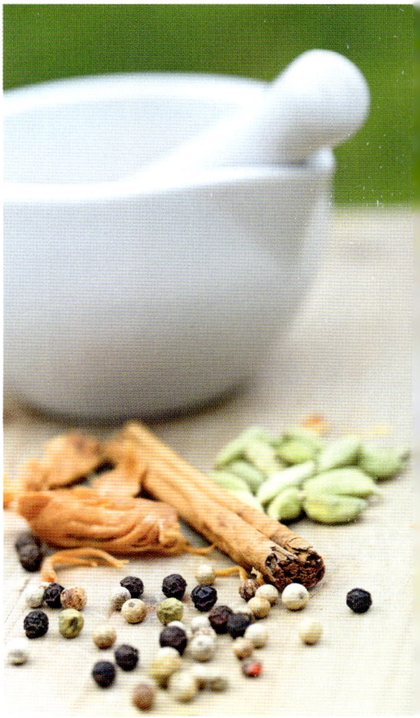

Selbst gemachtes Garam masala übertrifft in Aroma und Wirkung das gekaufte um Längen!

Garam masala

Diese indische Gewürzmischung, eine Currymischung für Wintergemüse und Fleisch, unterstützt die Bildung und Ausschüttung der Verdauungssäfte. So kann die Nahrung besser aufgespalten und verdaut werden. Geschmackvoller können Sie Verdauungsstörungen kaum vorbeugen!

1 Kapsel schwarzer Kardamom
2 1/2 TL Koriandersamen
2 TL Kreuzkümmel
je 1 TL Pfeffer und Gewürznelken
1/2 TL grüner Kardamom
2 Muskatblüten
1 Zimtstange
1 TL Kümmel
Mörser oder Gewürzmühle

So geht's

- Eine Pfanne auf mittlerer Stufe erhitzen. Alle Gewürze, bis auf den Kümmel, in der Pfanne ohne Öl unter regelmäßigem Rühren anrösten, bis sie dunkel goldbraun sind und Ihnen das Aroma in die Nase steigt.
- Aus der Pfanne nehmen und abkühlen lassen. Alle Gewürze mit Mörser oder Gewürzmühle zu feinem Pulver mahlen.
- Die Gewürzmischung frisch verwenden oder bei Bedarf in einer luftdichten Box aufbewahren. Sie hält sich ungefähr zwei Monate. Mit dieser Mischung bitte erst am Ende der Zubereitungszeit würzen, um das ganze Aroma in die Speisen hineinzugeben.

Rezept von Andrea Tellmann

Starke Aromen

Wenn Ihnen der Nelkengeschmack zu stark ist, können Sie diese auch ungeröstet pulverisieren und nach dem Anrösten der anderen Gewürze zur Mischung hinzugeben. Schwarzer Kardamom ist meist im Asia-Laden erhältlich, er eignet sich mit seinem rauchigen Geschmack speziell für deftige, schwere Speisen.

MAGEN-WURZELWEIN

Wer kennt das nicht: Wieder einmal zu viel und zu fett gegessen – und nun drückt und zwackt es im Magen. Nicht immer kann man sich solchen Genüssen mit „Nachgeschmack" entziehen. Daher ist es gut, wenn Sie auf wirksame Hausmittel wie diesen magenwärmenden Wurzelwein zurückgreifen können. Ein Gläschen davon, und bald ist der Spuk vorbei.

FÜR 1 LITER

je 2 EL frische Erzengelwurzwurzel und frische Löwenzahnwurzel
1 EL frische Wermutblätter
1 Zimtstange
1 l guter Rotwein
Wurzelstecher, Schraubglas (1 Liter)

SO GEHT'S

- Die Wurzeln der Erzengelwurz und des Löwenzahns mit dem Wurzelstecher ernten, säubern und in kleine Stücke schneiden. In das Schraubglas füllen.
- Die Wermutblätter ebenfalls klein schneiden und ins Glas geben.
- Die Zimtstange in Stücke brechen und beigeben, danach alles mit dem Rotwein übergießen.
- Zwei Wochen ziehen lassen, dabei den Ansatz immer wieder im Glas ein wenig hin- und herschwenken. Den fertigen Wein dann durch ein Sieb abseihen.
- Ein Likörglas voll vor einem schwer verdaulichen Essen oder nach der Mahlzeit bei Verdauungsbeschwerden trinken.

Rezept von Cornelia Stern

ERZENGELWURZ

... wird auch Angelika (botanisch *Angelica archangelica*) genannt. Wenn Sie selber sammeln, sollten Sie sich gut auskennen. Es gibt ähnliche, giftige Doldenblütler wie den Gefleckten Schierling. Ziehen Sie darum im Zweifelsfall unbedingt eine pflanzenkundige Person zu Rate.
Beim Anwenden des Wurzelweins empfehle ich Ihnen, auf längere Sonnenbäder und UV-Bestrahlung zu verzichten, da durch die in Erzengelwurz enthaltenen Furanocumarine die Haut lichtdurchlässiger wird und deshalb phototoxische Allergien ausgelöst werden können. Erzengelwurz sollten Sie deshalb auch nur mit Handschuhen ernten.

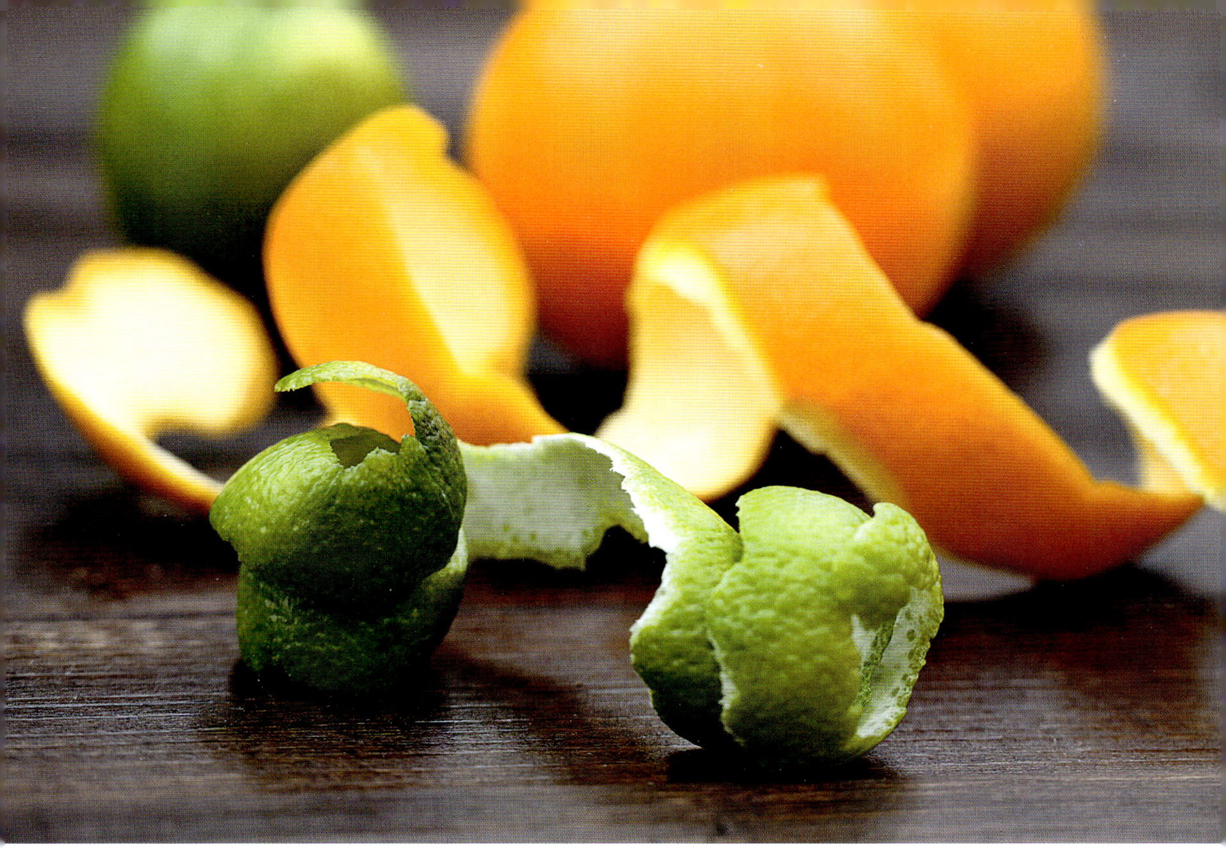

Pomeranzentröpfchen

Das ist mein absoluter Favorit, um Verdauungsstörungen jeglicher Art von vornherein abzuwehren oder bei Bedarf zu lindern. Wir haben Pomeranzentröpfchen in der Heilpflanzenschule immer probiert, wenn wir die heilsame Wirkung der verdauungsfördernden Bitterstoffe durchgenommen haben. Und so weiß ich, dass es nicht nur mir „wohl bekommt"!

Bitterorangenschalen, selbst geerntet, frisch oder getrocknet, oder aus der Apotheke (dort heißen sie Pomeranzenschalen)
Wodka
Mörser, Schraubglas, Tinkturenfläschchen (100 ml)

So geht's

- Bitterorangenschalen gut zerkleinern und in ein Glas geben, bis es voll ist. Mit Wodka bis oben hin auffüllen.
- Drei Wochen stehen lassen, dabei regelmäßig schütteln.
- Danach in Tinkturenfläschchen abfiltrieren und beschriften.
- Tropfenweise und verdünnt anwenden. Geben Sie dreimal täglich etwa 20 Tropfen in Wasser, Tee, Saft, in Salatsoße, Desserts oder Gemüse. Schmeckt einfach gut.

Rezept von Ursel Bühring

Zitrusschalen sammeln

Sobald die Winterzeit wieder Bio-Zitrusfrüchte bringt, heben Sie sämtliche Schalen von Orange, Limette, Zitrone oder Mandarine grob zerkleinert auf. Auch diese enthalten Bitterstoffe und die fein duftenden ätherischen Öle.
Sie wollen die Pomeranzentröpfchen nicht selbst herstellen? Kein Problem, besorgen Sie sich welche in der Apotheke.

Mein Schwedenbitter

Schwedenbitter-Rezepturen gibt es viele – ein schwedischer Arzt soll ihn zur Gesunderhaltung seiner Truppe im 30-jährigen Krieg entwickelt haben. In alten Zeiten nannte man diese Mischung Theriak, eine Art Allheilmittel, oder „Länger-Leben-Elixier". Die wirksame Grundlage beruht auf seinen Bitterstoffen. Ich habe für die Heilpflanzenschule meine eigene Rezeptur entwickelt, die äußerst bekömmlich und verträglich ist und weit über eine verdauungsfördernde Wirkung hinausgeht. Dieser Schwedenbitter tonisiert und stärkt, wärmt von innen und unterstützt das Immunsystem.

Für 1,5 Liter

20 g Engelwurzwurzel
18 g Kalmus
je 10 g Ringelblumenblüten und Enzianwurzel
je 5 g Muskatnuss, Kardamom und Zimtstange
2 g Blutwurz
1 1/4 l 40 %igen Wodka
Mörser, Baumwolltuch, Schraubglas (2 Liter), Tropffläschchen (50 ml)

So geht's

- Sämtliche Gewürze mörsern.
- Mit Wodka zusammen in ein Glas füllen. 14 Tage stehen lassen, dabei täglich schütteln.
- Danach durch ein Tuch abfiltern und in Tropffläschchen abfüllen. Die Fläschchen beschriften.
- Innerlich als Kur, also drei bis sechs Wochen lang, zweimal täglich anwenden, jeweils 10–30 Tropfen in Wasser oder Tee tropfen und trinken. Der Schwedenbitter unterstützt die allgemeine Kräftigung.

Rezept von Ursel Bühring

Voller Gesundheit

Mit diesem Ansatz haben Sie gleich ein schönes Geschenk für Freunde und Verwandte, die auf ihre Gesundheit achten. Jede Pflanze ist für sich bereits sehr wirksam: Ringelblume wirkt entzündungshemmend und gallenflussanregend, die Blutwurz zusammenziehend und bakterienhemmend. Kalmus macht seinem anderen Namen „Magenwurz" als bittere, kräftigende Heilpflanze alle Ehre. Engelwurzwurzel wirkt verdauungsfördernd und kräftigt, Muskatnuss lindert Blähungen und Brechreiz. Enzianwurzel ist wie Kardamom verdauungsfördernd, zudem kräftigt sie einen schwachen Magen. Und Zimt lindert Krämpfe und wärmt.

Verdauungstee mit Genuss

Vorbeugen ist ein Zauberwort, und es fällt uns dann leicht, wenn es schnell geht – oder gut schmeckt. Probieren Sie zur Vorbeugung von Verdauungsproblemen meine Teemischung, die selbst Kinder mögen! Die vier ausgewählten Pflanzen sind jede für sich sehr wirksam, zusammen aber ein unschlagbares Team.

Für eine 100-g-Teemischung

je 30 g Pomeranzenschalen und Fenchelsamen
je 20 g Pfefferminz- und Melissenblätter
Mörser

Diätsünden

Trinken Sie den Tee vor allem dann, wenn Sie kleine Diätsünden vor- oder gerade hinter sich haben.

So geht's

- Pro Tasse 1 EL der Teemischung mörsern, mit 250 ml heißem Wasser übergießen, bedeckt 10 Minuten ziehen lassen und absieben.
- Bei Bedarf oder täglich drei Tassen Tee trinken.

Rezept von Ursel Bühring

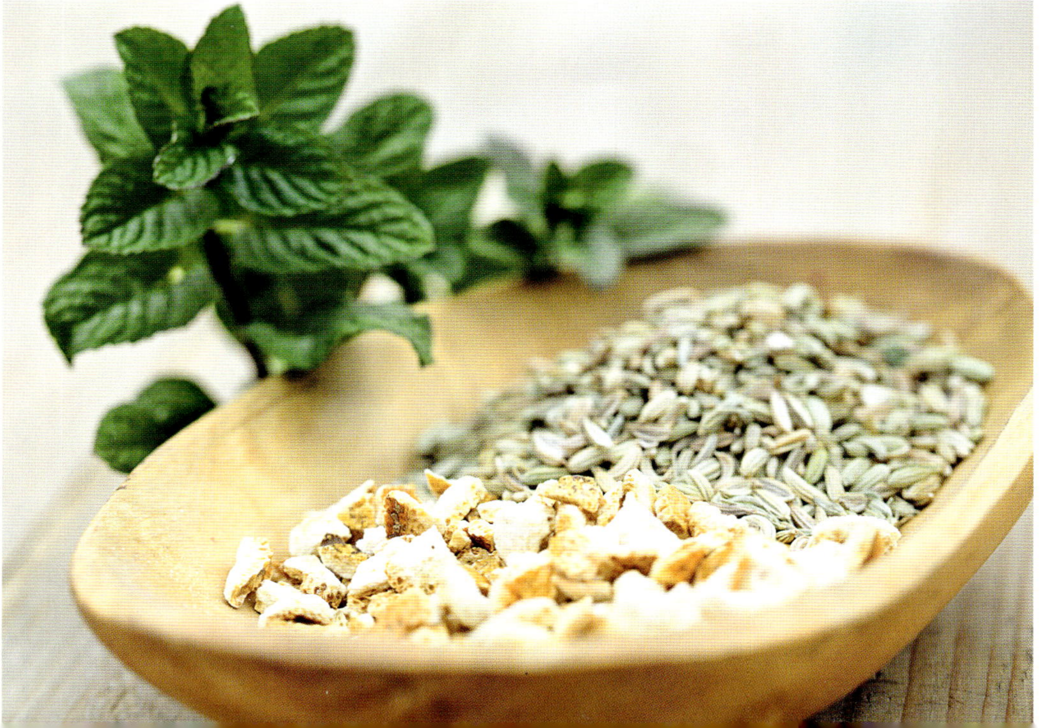

Es rumort und schmerzt

Bauchweh-Wickel

Die Kamille erweist sich in meiner Praxis stets aufs Neue als echtes Universalheilmittel. Vor allem bei Bauchschmerzen kann ich mit der kombinierten Anwendung aus äußerlichem und innerlichem Einsatz immer wieder zuverlässig helfen.

2 EL Kamillenblüten
Wickelset aus drei Tüchern: Innen-, Zwischen- und Wolltuch, evtl. Wärmflasche

So geht's

- Die Kamillenblüten mit 250 ml heißem Wasser übergießen und nach 10 Minuten abgießen.
- Das Innentuch auf die gewünschte Größe falten (es sollte den ganzen Bauch bedecken) und in einer Schüssel mit dem Tee übergießen.
- Auswringen, bis es nicht mehr tropft. Temperatur am eigenen Unterarm 1 Minute prüfen. Seien Sie vorsichtig mit der Wärme, wenn Sie den Wickel bei Kindern anwenden wollen. Dann direkt auf den Bauch legen, mit einem trockenen Zwischentuch und anschließend mit einem Wolltuch abdecken. Achten Sie darauf, dass die Tücher fest am Körper anliegen.
- 20–30 Minuten sollte der Wickel auf dem Körper bleiben. Zur Unterstützung kann eine Wärmflasche aufgelegt werden.

Rezept von Helga Ell-Beiser

So wirkt der Wickel

Die feuchte Wärme bewirkt eine starke Durchblutung und Durchwärmung der oberen Hautschichten. Der intensive lokale Wärmereiz führt auch zu einer vermehrten Durchblutung in den tieferen Gewebeschichten, was eine muskelentspannende und entkrampfende Wirkung zeigt. Hinzu kommt ein allgemein beruhigender und entspannender Effekt, typisch für die meisten Wickelanwendungen.

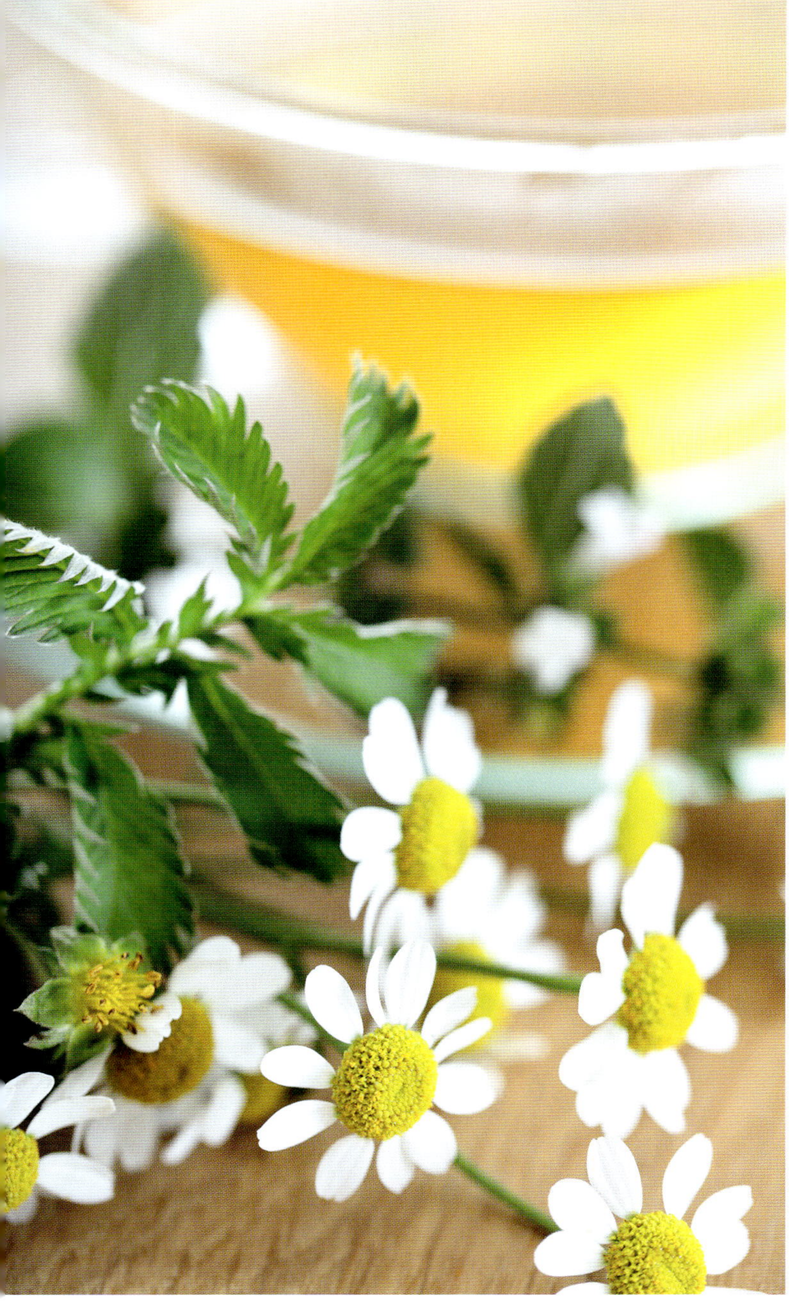

Bauchweh-Tee

Wenn Sie die innerliche und äußerliche (Wickel linke Seite) Anwendung mit Kamille kombinieren, ist das Bauchweh schnell wie weggeblasen.

Für eine 90-g-Teemischung
je 30 g Kamillenblüten, Gänsefingerkraut und Melissenblätter

So geht's
- Pro Tasse 1 EL der Teemischung mit 250 ml heißem Wasser übergießen, bedeckt 7 Minuten ziehen lassen, absieben.
- Täglich drei Tassen Tee trinken.

Woher kommt's?
Die Ursache von Bauschmerzen sollten Sie immer abklären lassen.

Rezept von Helga Ell-Beiser

Der Bauchweh-Tee wirkt mit Kamille und Gänsefingerkraut.

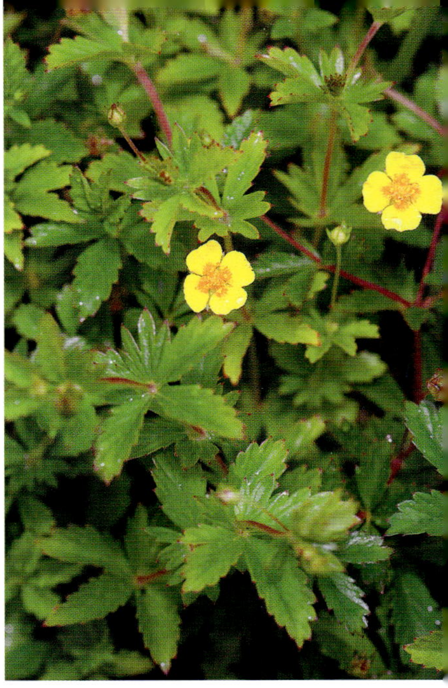

Montezumas Rache

Nein, bitte nicht jetzt … wird wohl jeder sagen, den es erwischt hat: Durchfall passt nie, ob auf Reisen oder zu Hause. Darum zeige ich Ihnen hier die drei bewährtesten Durchfalltees, meine „Heilpflanzenschule-Klassiker", damit Sie immer gerüstet sind.

Der Wirksamste: Blutwurztee

50 g Blutwurzwurzeln
Mörser

So geht's

- Pro Tasse 1/2 TL (1–2 g) Blutwurzwurzeln mörsern.
- Mit einer Tasse heißem Wasser aufkochen, 5 Minuten köcheln lassen und abgießen.
- Drei- bis viermal täglich eine Tasse trinken, drei bis maximal sieben Tage lang.

Für die Kleinsten: Heidelbeertee

100 g getrocknete Heidelbeeren (Achtung: keine frischen Beeren nehmen, sie wirken abführend!)

So geht's

- 1–2 EL (10–20 g) getrocknete Beeren mit 150 ml kaltem Wasser übergießen und zum Kochen bringen.
- 10 Minuten kochen lassen, danach abgießen.
- Einmal täglich trinken.
- Je nach Alter unterschiedlich dosieren: Säuglinge bekommen 5–10 g getrocknete Heidelbeeren pro Tag, Kleinkinder 10–15 g, Kinder über 4 Jahren 15–20 g, Jugendliche und Erwachsene 20–60 g.

Bei leichtem Durchfall: Teemischung

je 20 g Gänsefingerkraut, Blutwurzwurzeln, Kamillenblüten, Brombeerblätter und Fenchelsamen
Mörser

So geht's

- 1–2 TL der Teemischung mörsern.
- Mit einer Tasse heißem Wasser überbrühen, 15 Minuten bedeckt ziehen lassen, danach abgießen.
- Dreimal täglich eine Tasse trinken.

Rezepte von Ursel Bühring

Wundermittel bei Durchfall: die Wurzel dieser kleinen, unscheinbaren Blutwurz.

Hilfreiche Hämorrhoidenzäpfchen

Viele, die meist sitzend arbeiten und wenig Zeit für Bewegung haben, leiden unter Hämorrhoiden und Venenbeschwerden. Auch Schwangere kann es treffen. Die äußerlich angewandten Zäpfchen wirken – anders als eine Tinktur – direkt am Ort des Geschehens und lindern so gut!

Für 100 Zäpfchen

2 g Rosenblütenblätter
8 ml Kamillen-Urtinktur
je 6 ml Hamamelis- und Rosskastanien-Urtinktur
250 g Hartfett (als Zäpfchengrundmasse)
Mörser, Schraubglas (500 ml), weitere Gläser zur Aufbewahrung der Zäpfchen
100 Zäpfchen-Gussformen, Spritzbeutel mit dünner Tülle

Bezugsquellen

Plastik-Gussformen für Zäpfchen und Hartfett geben oft Apotheken ab, die auch selbst Hausspezialitäten herstellen. Die kleinen Mengen an Urtinkturen bestellen Sie am einfachsten als fertige Mischung in einer Apotheke.

So geht's

- Die Rosenblüten feinst mörsern.
- Urtinkturen mischen. Bei der Bestellung in der Apotheke können Sie sie bereits vom Apotheker mischen lassen.
- Blütenpulver in die Tinkturmischung einrühren und 10 Minuten quellen lassen. Danach im Wasserbad gut handwarm erwärmen.
- Hartfett im Topf auf dem Herd auf kleinster Stufe schmelzen, unter stetem Rühren (2–5 Minuten) wieder leicht fest werden lassen.
- Unter Rühren die erwärmte Tinktur-Blüten-Mischung einarbeiten.
- Das Gemisch in Zäpfchenformen einspritzen. Eine 10er-Form können Sie in ein Trinkglas zur Stabilisierung einhängen.
- Die Zäpfchen zwei bis drei Stunden auskühlen lassen und in zum Beispiel leeren Marmeladengläsern dunkel und kühl aufbewahren. Das Beschriften der Gläser nicht vergessen.
- Bei Hämorrhoiden ein bis maximal drei Zäpfchen täglich einführen. Sie sind auch für Schwangere geeignet.

Rezept von Conwitha Lapke

Keine Laus über die Leber

URLAUBSTAGE FÜR DIE LEBER

Meine größte Motivation ist gesund zu bleiben, das steht vor dem Wieder-Gesundwerden. Deshalb empfehle ich, regelmäßig die inneren Organe zu unterstützen, unter anderem die Leber. Für sie ist ein Fastentag pro Woche – oder immer mal wieder eine Fastenwoche – Entgiftung pur und wie ein Urlaubstag.

FÜR EINEN LEBER-FASTENTAG
je 500 g Bio-Äpfel, -Karotten und -Rote Bete
Wasser
leistungsstarker Entsafter

SO GEHT'S

- Morgens als erstes ein Glas Wasser, am besten heißes, trinken.
- Gemüse und Äpfel erst direkt vor der Zubereitung waschen und bis auf den Apfel auch schälen. Alles in Stücke schneiden, dann entsaften.
- Als Frühstück trinken Sie frisch entsafteten Apfelsaft, mittags Rote-Bete- und abends Karottensaft.
- Auf Wunsch können Sie statt morgens, mittags und abends jeweils ein Einzelgetränk, auch dreimal täglich ein Mischgetränk aus Apfel, Karotte und Rote Bete zubereiten.
- Die Portionen immer direkt nach dem Zubereiten genießen, damit sie nicht durch Oxidation an Wirkung verlieren.
- Neben den Säften täglich ausschließlich, aber genügend heißes, warmes oder kaltes Wasser trinken und dreimal täglich eine Tasse Lebertee zubereiten (siehe Seite 26).
- An diesen „Leber-Urlaubstagen" auch den Leberwickel mit Schafgarbe (siehe Seite 27) auflegen, das ist Wirkung hoch zwei und unterstützt die Entgiftung.

Rezept von Ursel Bühring

STARKE LEBER
Regelmäßiges Heil- oder Saftfasten normalisiert bei Fettleber erstaunlich rasch die Leberwerte. Wie gut, dass Leberzellen die stärkste Regenerationskraft haben. Das war der Sage nach schon bei Prometheus so, dessen Leber immer wieder nachwuchs, obwohl ein Adler täglich davon aß.

Mariendistel-Müsli

Die Samen der Mariendistel sind das beste Lebermittel überhaupt. Sie verbessern die Entgiftungsleistung der Leber, schützen die Leberzellen vor dem Eindringen von Lebergiften und unterstützen die Verdauung. Das Geniale: Sie sind zur Vorbeugung und zur Therapie gleich gut, nebenwirkungsfrei und zur Langzeitanwendung geeignet.

Für 1 Portion

3 EL Mariendistelsamen
3 EL Haferflocken
2–3 EL Erdnüsse oder Sonnenblumenkerne
1 TL frisch geriebener Ingwer
1 Apfel und 1 weitere Lieblingsfrucht
1 Becher Joghurt
Mörser oder Kaffeemühle

So geht's

- Mariendistelsamen mörsern oder mahlen.
- Mit sämtlichen weiteren Zutaten mischen und genießen.

Rezept von Ursel Bühring

Eigene Samen ernten

Sie können Mariendistelsamen problemlos in der Apotheke kaufen. Aber warum die attraktive Distelpflanze nicht in den Garten holen und dann die eigenen Samen ernten? Einmal Mariendistel, immer Mariendistel: Sie versamt sich reichlich, so viel können Sie gar nicht ernten! Wie gut, dass auch Schnecken die kleinen Jungpflänzchen mögen.

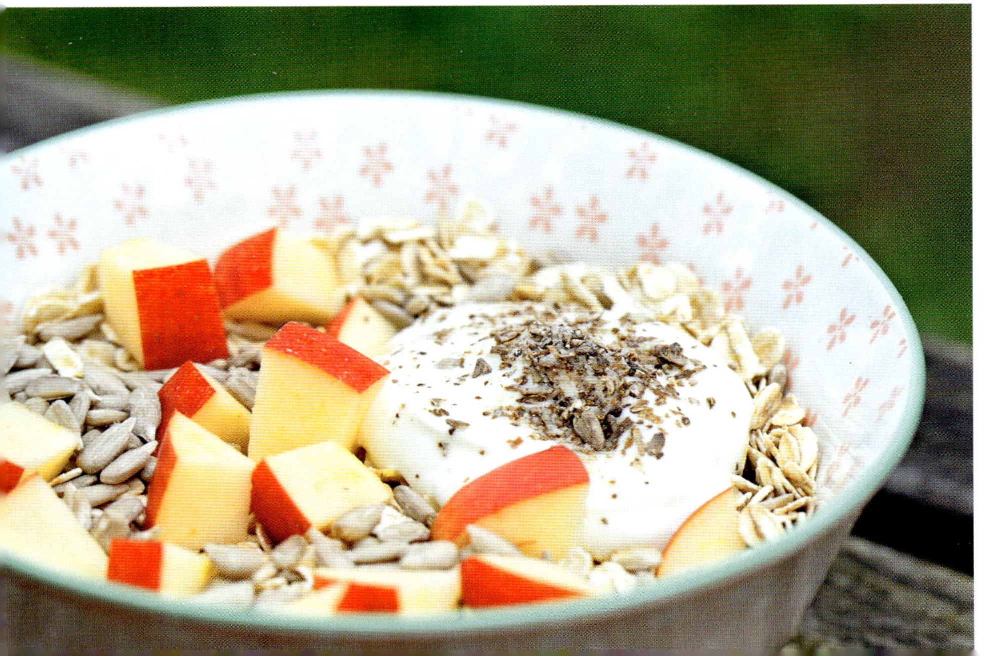

Lebertee

Dies ist ein bewährter, sehr wirksamer Tee aus leberschützenden Pflanzen. Gut dabei finde ich, dass er mit seinen Fenchelsamen und Pfefferminzblättern richtig gut schmeckt. Das bestätigen die Teilnehmerinnen der Heilpflanzenschule, wenn wir Teemischungen kreieren und probieren lassen.

Alles Gute für die Leber
Artischockenblätter, Schafgarbe und Süßholz schützen die Leber hervorragend. Fenchelsamen sind dafür bekannt, Blähungen zu lindern, und Pfefferminze lässt die Galle fließen. All diese wunderbaren Eigenschaften sind in diesem Tee vereint.

Bittere Pflanzen
Wermut, Engelwurz, Enzian & Co. lassen die Galle fließen und entlasten somit die Leber – wenn Sie sich auskennen mit Bitter-Pflanzen, können Sie immer wieder neue Teemischungen kreieren.

Für eine 100-g-Teemischung
30 g Schafgarbenkraut
je 20 g Fenchelsamen, Pfefferminzblätter und Süßholzwurzeln
10 g Artischockenblätter
Mörser

So geht's
- pro Tasse 1 TL der Teemischung mörsern.
- Mit einer Tasse heißem Wasser überbrühen und 15 Minuten bedeckt ziehen lassen, dann abgießen.
- Zwei bis drei Tassen täglich trinken.

Rezept von Ursel Bühring

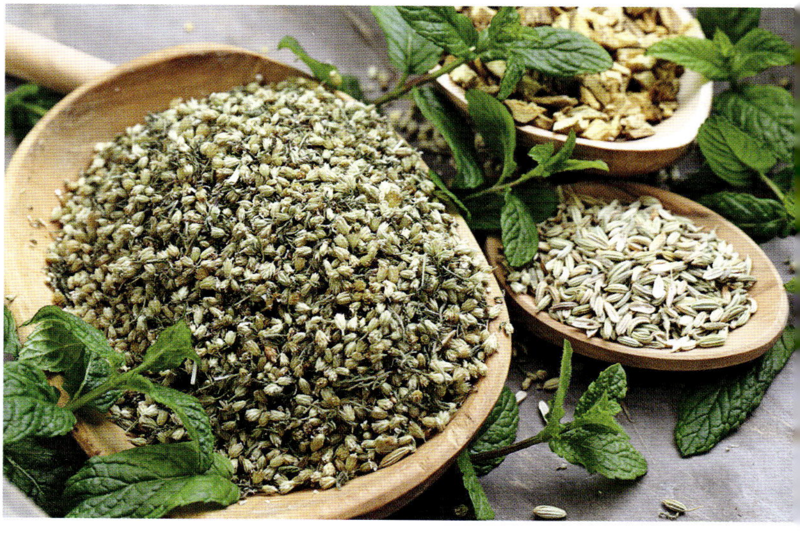

Schafgarben-Leberwickel

Ein Klassiker bei Lebererkrankungen, bei Verdauungsstörungen und Entgiftungs- oder Frühjahrskuren: Diesen Leberwickel muss man am eigenen Leib spüren! Deshalb haben wir ihn an der Heilpflanzenschule nicht nur besprochen, sondern auch praktiziert. Die Wirksamkeit eines Leberwickels wurde übrigens im Rahmen eines Forschungsprojekts am Unizentrum Naturheilkunde Freiburg bestätigt.

6 EL Schafgarbenkraut
500 ml heißes Wasser
Wickelset aus drei Tüchern: Innentuch (beispielsweise Geschirrhandtuch), größeres Leinentuch, größeres Außentuch
langer Wollschal, evtl. Wärmflasche

So geht's

- Schafgarbenkraut mit heißem Wasser überbrühen und 10 Minuten bedeckt ziehen lassen.
- Das Innentuch auf Lebergröße falten, aufrollen, auf das Auswringtuch legen und darin zu einer Rolle einwickeln.
- Die Rolle an den langen Enden halten und die Mitte der Rolle, also der Bereich mit dem Innentuch, in den Schafgarbentee tunken und vollsaugen lassen.
- Die Rolle kräftig auswringen. Je weniger nass das Innentuch ist, desto heißer wird es auf der Leber vertragen und desto besser speichert es die Hitze.
- Den Wickel über die Leber auf den rechten Oberbauch legen. Achten Sie darauf, dass der Wickel nicht zu heiß ist. Dann das größere Außentuch darüberlegen. Einen langen Wollschal um den Bauchbereich binden und den Wickel damit befestigen.
- Ausruhen und genießen. Auf Wunsch unterstützt eine wenig gefüllte Wärmflasche den Entspannungs- und Wärmeprozess. Nach 15–30 Minuten die feuchten Tücher entfernen.
- Den Wollschal wieder anlegen und mindestens die gleiche Zeit nachruhen.
- Den Leberwickel 1–3 Wochen lang einmal täglich nach dem Essen anlegen.

Wie wirkt er?

Der Wickel unterstützt den Stoffwechsel und die Entgiftungsfunktion der Leber. Die Schafgarbe beeinflusst die Leberfunktion positiv und wirkt leberschützend.

Rezept von Ursel Bühring

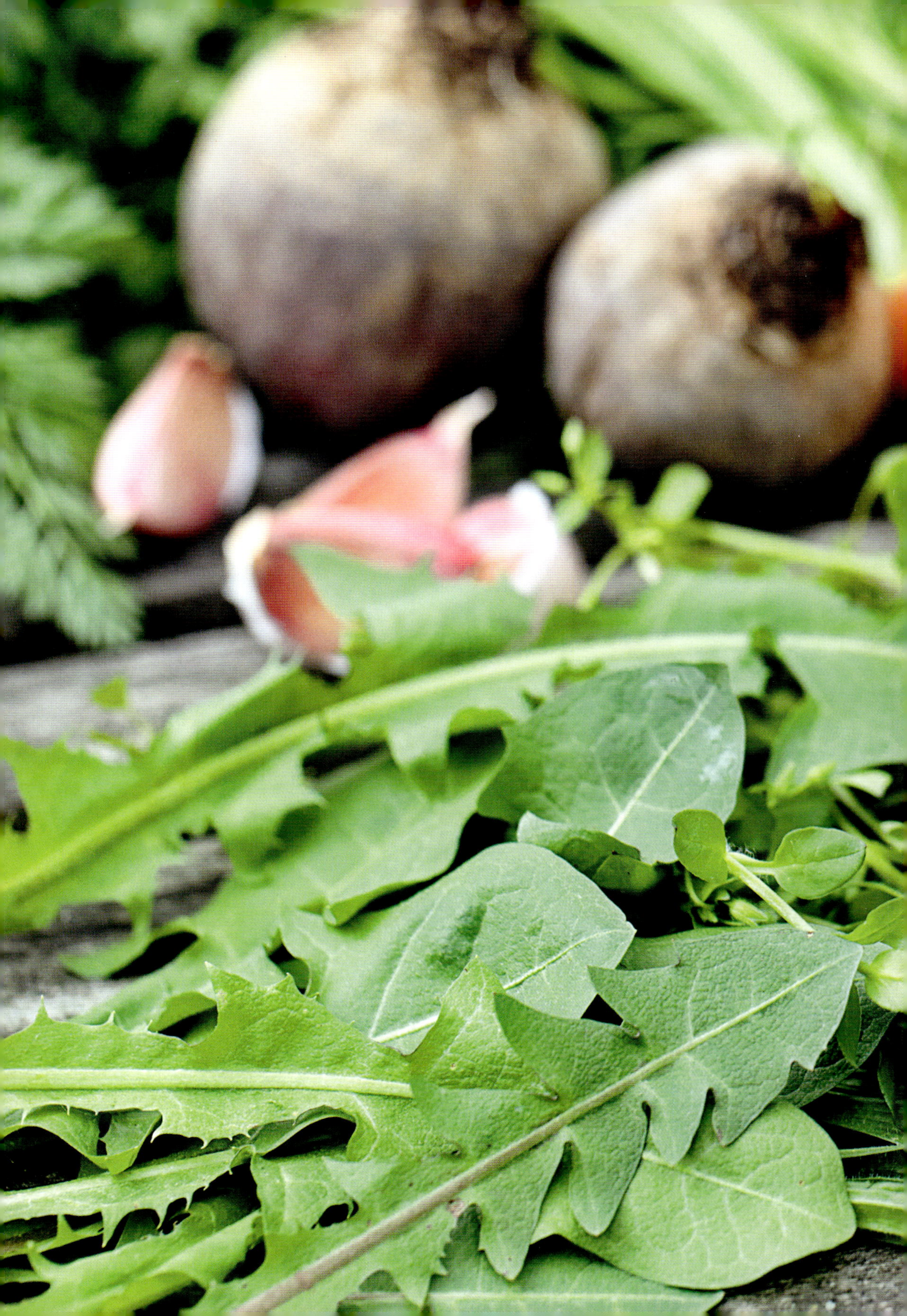

Abwehrbereit

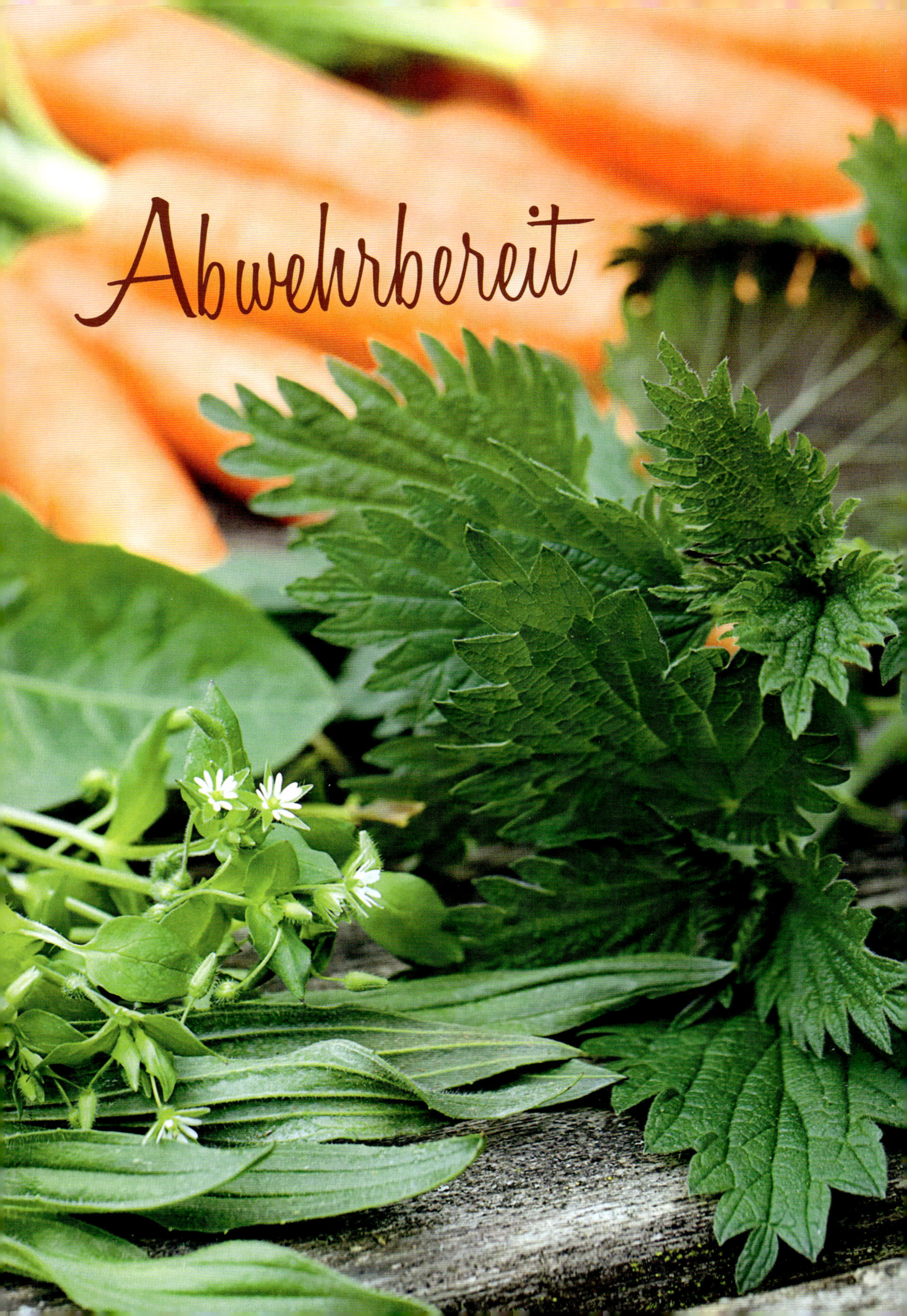

Starkes Immunsystem

WILDKRÄUTER-GEMÜSEBRÜHE

Damit die Abwehrkräfte stark bleiben, steht Vorbeugen an vorderster Stelle, logisch! Zur Immunstärkung, bei Erschöpfung, zur Erholung nach einer Krankheit, ja selbst fürs Wochenbett kennt man Kraftsuppen – meist mit einem Suppenhuhn. Diese Gemüsebrühe ist vegetarisch und besonders gut in Erkältungszeiten: Sie stärkt und durchwärmt bis ins Innerste!

EINFACH TRINKEN
Diese Brühe muss nicht als Suppe gelöffelt werden, trinken Sie sie einfach genüsslich zum Aufwärmen. Den Rest können Sie gut verwenden als Grundlage für Suppen und Saucen. Zum Beispiel für die Rote Wintersuppe (siehe Rezept auf der rechten Seite).

FÜR 3 LITER
1 Lauchstange
1/2 Sellerieknolle
1–2 Karotten
2–3 (etwa 500 g) Rote Bete
1 daumengroßes Stück Ingwer
1–2 Handvoll Wildkräuter, siehe Kasten Frühlingswildkräuter-Suppe, Seite 13 (wobei es bei der Brühe nicht wichtig ist, dass die Kräuter jung und zart sind)
1 Zweig Rosmarin, frisch oder getrocknet
je etwa 2 EL frisches oder getrocknetes Beifußkraut sowie frische oder getrocknete Kardenwurzel und -blätter (Wer die Pflanze nicht kennt bzw. sie nicht selbst sammeln kann, lässt diese Wurzel einfach weg.)
etwa 1 TL frische oder getrocknete Engelwurzwurzeln und/oder -samen
1 EL Balsamicoessig
1 TL Olivenöl
1 gestrichener TL Salz
3,5 l Wasser
Flasche mit Schraubverschluss

SO GEHT'S
- Lauch, Sellerie und Karotten gründlich waschen, aber nicht schälen, anschließend halbieren.
- Rote Bete gründlich waschen und schälen, die Schalen werden mitgekocht.
- Ingwer in Scheiben schneiden.
- Alle Zutaten in einen großen Topf mit kaltem Wasser geben, aufkochen lassen und drei Stunden lang köcheln lassen.
- Die Rote Bete nach 30–45 Minuten (je nach Größe) herausnehmen. Sie können später zu Suppe oder Ähnlichem verarbeitet werden.
- Brühe durch ein Haarsieb abseihen und genießen. Das, was nicht sofort gegessen wird, in Flaschen mit Schraubverschluss füllen – hält sich im Kühlschrank vier bis fünf Tage.

Rezept von Ursula Bertsch

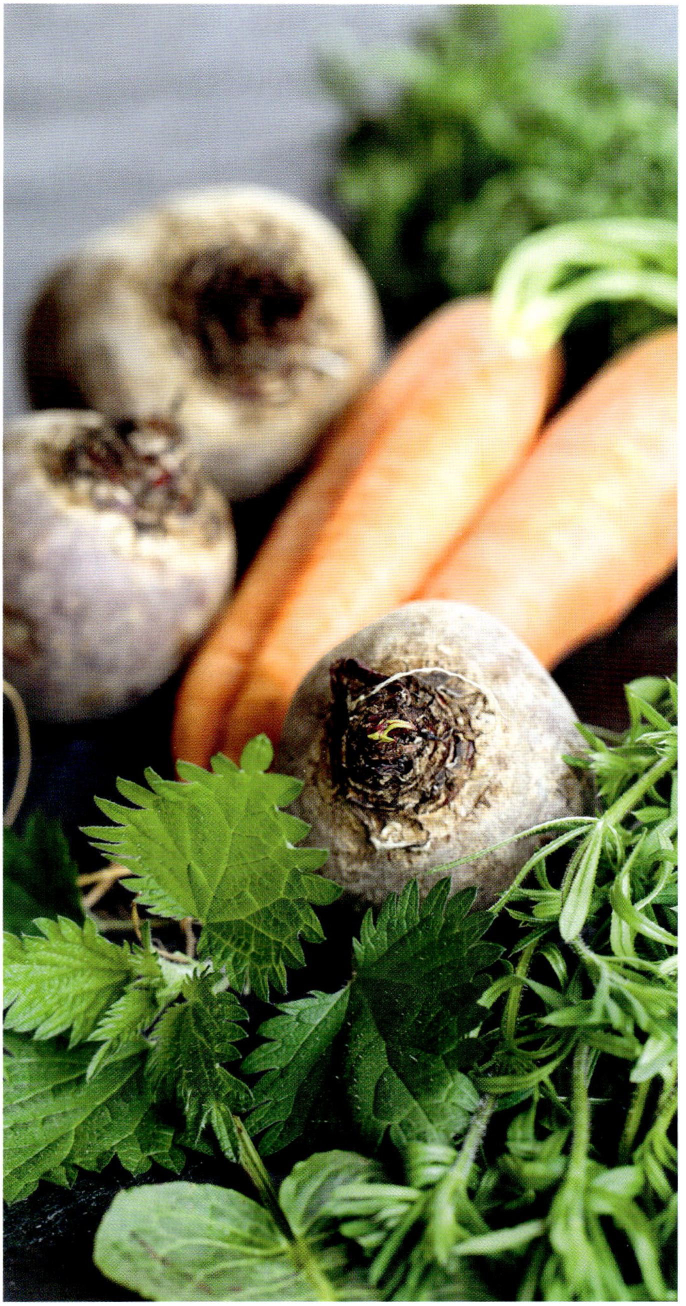

Rote Wintersuppe

Grundlage dieser Suppe ist die Wildkräuter-Gemüsebrühe auf der linken Seite. Rote Bete zusammen mit Ingwer und Currygewürzen sind richtig wohlig-wärmende und nährende Wintergemüse, die jedem Husten die Stirn bieten. Hier erreichen Sie mit dem kleinstmöglichen Aufwand viel gesunde Köstlichkeit.

Für etwa 1,5 Liter

1 l Wildkräuter-Gemüsebrühe (siehe Rezept links)
etwa 500 g gekochte Rote Bete (bleiben nach der Zubereitung der Wildkräuter-Gemüsebrühe übrig)
1 Stück frisch geriebener Ingwer
Salz
Curry oder Kreuzkümmel
Sahne
Pürierstab

So geht's

- Rote Bete klein schneiden und zusammen mit dem geriebenen Ingwer in der heißen Brühe pürieren.
- Mit Salz und Kreuzkümmel oder Curry abschmecken und mit einem Schuss Sahne servieren.

Rezept von Ursula Bertsch

Öl in Wasser

Für ein Bad mit ätherischen Ölen benötigt man einen Emulgator, der das Wasser mit den fettlöslichen Bestandteilen der ätherischen Öle verbindet. Dafür eignet sich Salz oder Sahne, Milch oder Honig. Für ein Vollbad sind 10 Tropfen ätherisches Öl genügend. Bitte nicht mehr, ein Zuviel könnte den Körper eher belasten. Ätherische Öle bekommen Sie in der Apotheke oder im Naturkostladen (siehe Seite 139).

Genüssliches Immun-Bad

Ich liebe Bäder, sie entspannen mich ungemein. Und noch viel besser ist es, dass duftende Bäder so gut wirken – ich habe also immer eine Ausrede zu baden ... Dieser edle Badezusatz mit Rose und Lavendel stärkt das Immunsystem und duftet herrlich – probieren Sie es aus!

4 Tropfen ätherisches Rosenholzöl
je 2 Tropfen ätherisches Rosen- und Benzoeöl
1 Tropfen ätherisches Lavendelöl
etwa 2–4 EL Salz, Sahne, Milch oder Honig (als Emulgator)

So geht's

- Die ätherischen Öle in den Emulgator geben und die Mischung in die gefüllte Badewanne träufeln.
- Das Bad 20 Minuten lang genießen.

Rezept von Margret Demleitner

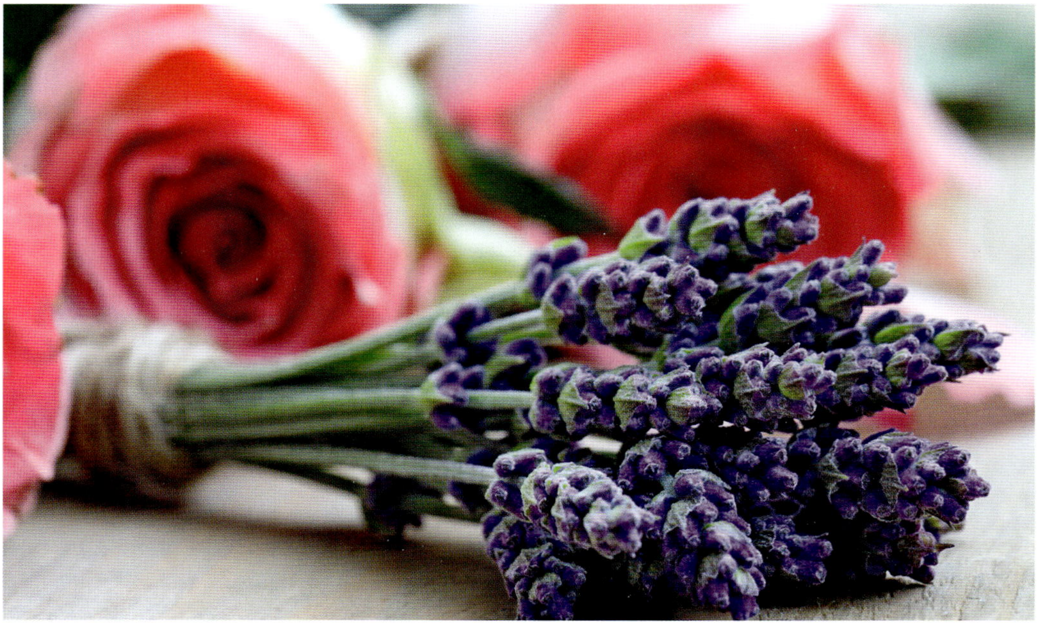

Anti-Viren-Duft

Im Herbst und Winter fängt oftmals die Nase an zu jucken, der Hals ist rau und wir spüren es: Eine Erkältung ist im Anmarsch. Bei Erkältungskrankheiten werden ätherische Öle traditionell zur Vorbeugung und Behandlung verwendet. Aber nicht alle Mischungen müssen nach Eukalyptus und Kampfer riechen – und können trotzdem hochwirksam sein.

Rezept 1: Gewürzduft

30 ml Mandelöl
4 Tropfen ätherisches Orangenöl
je 2 Tropfen ätherisches Weißtannen-, Benzoe- und Ravintsaraöl
je 1 Tropfen ätherisches Cardamom- und Zimtrindenöl
Glasfläschchen (30 ml)

Rezept 2: Waldduft

30 ml Mandelöl
4 Tropfen ätherisches Weißtannenöl
je 2 Tropfen ätherisches Zitronen-, Ravintsara- und Eukalyptus-globulus-Öl
1 Tropfen ätherisches Lavendelöl
Glasfläschchen (30 ml)

So geht's

- Die ätherischen Öle in das Mandelöl geben. Mit etwa je 1 TL der Mischung die Brust mehrmals täglich einreiben. Neben der Wirkung durch die Haut haben wir auch eine inhalative Wirkung, denn die Duftmoleküle dringen über die Atemluft in die Lunge und entfalten dort ihre Wirkung.
- Die erste Mischung duftet rund und würzig, die zweite riecht klarer nach Wald und Frische.

Rezept von Margret Demleitner

Zitronenduft im Raum

3 Tropfen ätherisches Zitronenöl in die Duftlampe geben. Zitrone ist atmosphärisch reinigend, Bakterien und Viren werden reduziert.

Schneller Erfolg

Mir hilft auch immer, wenn ich 3 Tropfen Eukalyptusöl in 1 TL fettes Öl gebe, die Mischung auf ein Taschentuch oder Waschlappen träufle und als Halswickel oder Brusttuch auflege. Die ätherischen Öle dringen so durch die Haut, wirken direkt an der Schwachstelle und gleichzeitig erfolgt eine Wirkung über die Nase und Lunge.

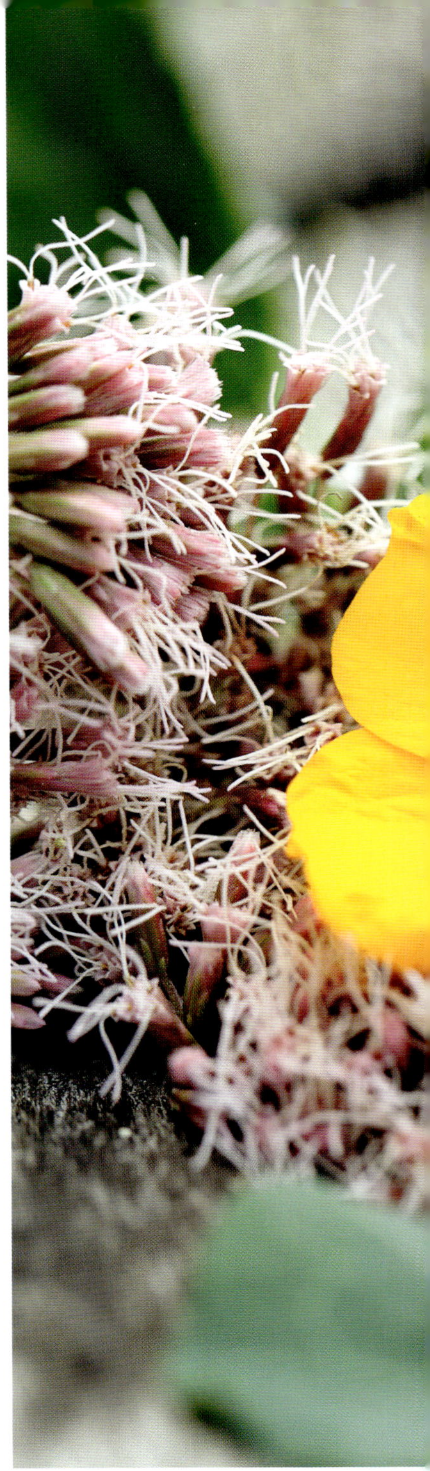

ABWEHRTINKTUR

Wenn um einen herum alle erkältet sind und man ohnehin etwas anfällig ist, dann hilft diese Tinktur, das Immunsystem zu stärken. Die Pflanzen habe ich seit Jahren im Garten. Seitdem ist die Tinktur fester Bestandteil meiner Hausapotheke. Alle Zutaten werden frisch verwendet.

Zu gleichen Teilen Blüten, Stängel und Blätter vom Purpurroten Sonnenhut (Echinacea), Wasserdost und Kapuzinerkresse
Wodka oder Doppelkorn
Schraubglas (500 ml)

SO GEHT'S

- Die Pflanzen klein schneiden und ein Schraubglas, zum Beispiel ein leeres Marmeladenglas, damit locker füllen.
- Mit Wodka oder Doppelkorn auffüllen und zwei bis drei Wochen an einem hellen Ort ausziehen lassen, dabei möglichst täglich schütteln.
- Dann durch ein Tuch oder Kaffeefilter abgießen. Dunkel und kühl aufbewahrt hält die Tinktur mindestens ein Jahr.
- In Erkältungszeiten vorbeugend dreimal täglich 20 Tropfen einnehmen. Bei den ersten Erkältungsanzeichen einen Esslöffel voll als ersten Schlag, dann drei- bis fünfmal täglich einen Teelöffel voll schlucken, bei Besserung der Beschwerden die Dosis reduzieren auf dreimal täglich 20 Tropfen bis zum Abklingen der Erkältung.
- Die Tinktur insgesamt nicht länger als sechs Wochen einnehmen.

Rezept von Michaela Girsch

ABWEHRPOWER

Der Wasserdost wird auch als „Einheimische Echinacea“ bezeichnet und hat ähnlich abwehrstärkende Wirkungen wie die echte Echinacea. Die Kapuzinerkresse mit ihren Senfölen stärkt nicht nur das Immunsystem, sondern wirkt gegen verschiedenste Erkältungserreger sowohl antiviral als auch antibakteriell.

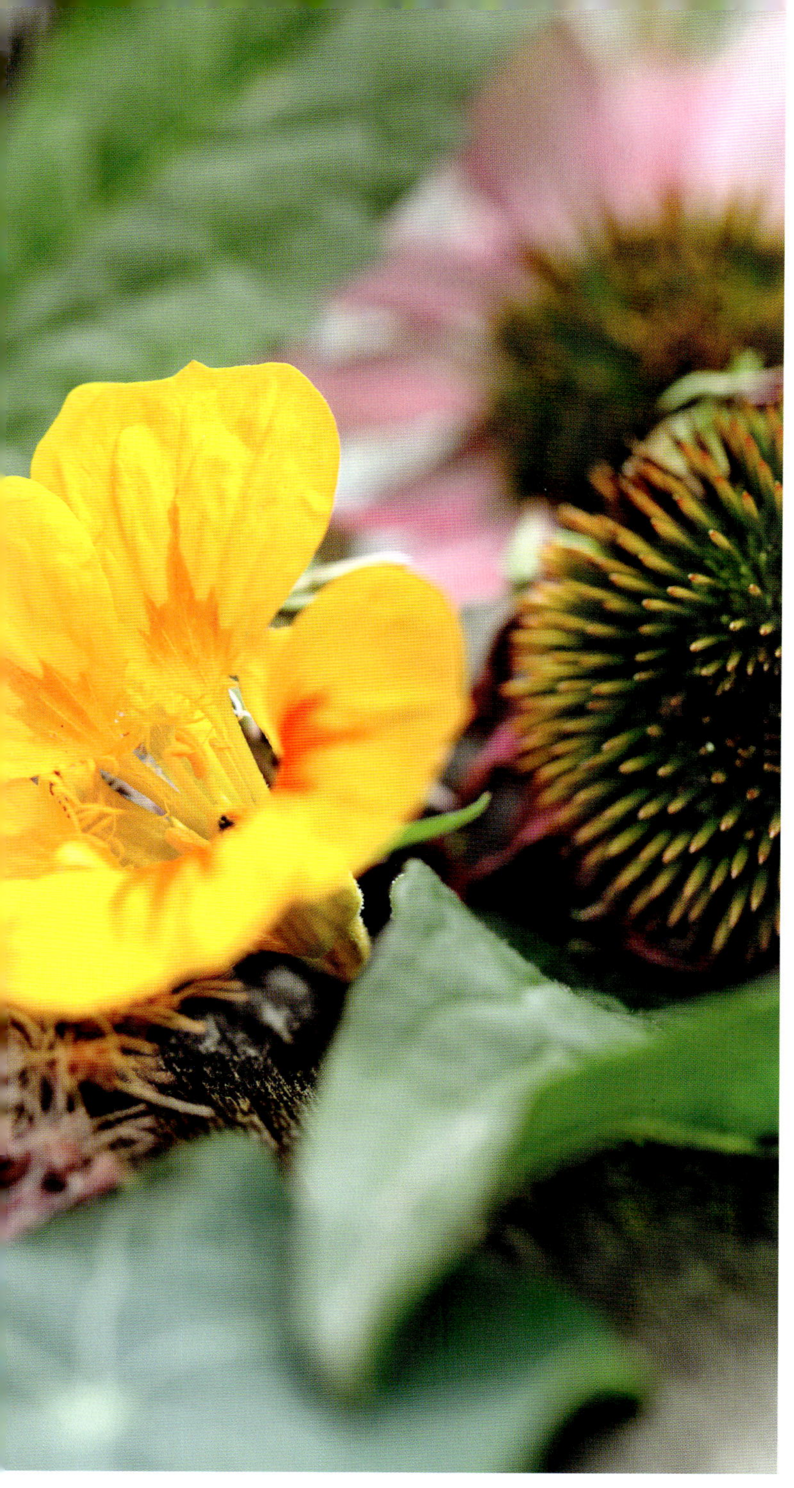

Wasserdost, Kapuzinerkresse und Sonnenhut bilden ein starkes Trio für das Immunsystem.

Immunstark mit Blüten

Dass Thymian die Abwehr stärkt, ist bekannt, aber wer weiß schon, dass auch viele andere Blüten wirksam sind? Diese heilsame Blüten-Teemischung lässt Erkältungsviren keine Chance und schmeckt auch noch. Probieren Sie es aus.

Für eine 100-g-Teemischung

30 g Thymiankraut mit Blüten
je 20 g Holunder-, Linden- und Kamillenblüten
10 g Bitterorangenblüten
Mörser

So geht's

- Pro Tasse 1 TL der Teemischung mörsern.
- Mit einer Tasse heißem Wasser überbrühen und 7 Minuten bedeckt ziehen lassen, abgießen.
- Zwei bis drei Tassen täglich trinken.

Ganz entspannt

Ruhen Sie sich nach dem Teetrinken aus, denn Holunder- und Lindenblüten bringen Sie zum Schwitzen. Sie können auf Wunsch den Tee gerne mit Honig süßen.

Rezept von Ursel Bühring

Erkältet!

Sanddorn-Potpourri

Dieser Dornenbusch gehört zu meinen Lieblingspflanzen, weil er uns mit seinen „Multivitaminkapseln vom Strauch" mit einem so hohen Vitamin-C-Gehalt beschenkt. Sanddornfrüchte und ihr Saft sind bedeutsam zur Steigerung der Abwehrkräfte bei Erkältungskrankheiten. Das Tolle an diesen Rezepten: Gesundheit kann so gut schmecken!

Für Selbermacher

Sie haben Sanddornbeeren selbst geerntet? Wunderbar! Streichen Sie die rohen, zitronig-sauren Beeren einfach durch ein Sieb und verrühren Sie das Mark mit etwas Honig und einer Prise Vanillezucker. In diesem rohen Zustand bleiben alle wertvollen Vitamine des Sanddorns erhalten. Bewahren Sie das Mus am besten im Eiswürfelbehälter im Gefrierschrank auf, dann können Sie es portionsweise verwenden.

Sanddorn-Mango-Drink

1 Mango, geschält und klein geschnitten
50 ml Bio-Sanddornsaft
500 ml Joghurt
1 Prise Vanillezucker
2–3 TL flüssiger Bio-Honig
evtl. etwas kaltes Wasser
Mixer

So geht's

- Alle Zutaten zusammen in den Mixer geben und kräftig mixen.
- Abschmecken und eventuell mehr Honig hineingeben. Falls der Drink zu dickflüssig ist, Wasser hinzufügen.
- Sie können die Mango übrigens auch gut durch Ihre Lieblingsobstsorten ersetzen, zum Beispiel Banane, Orangen oder Aroniasaft.

Sanddorn-Eis

300 g Sanddornmus (aus dem Reformhaus oder selbst gemacht, siehe Kasten)
2 Eier, getrennt in Eigelb und Eiweiß
3 EL Birnendicksaft
200 ml Schlagsahne
1 Päckchen Vanillezucker
gehackte Nüsse, heiß geröstet

So geht's

- Das Sanddornmus – bis auf 2 EL zum Dekorieren – mit zwei Eigelb und 3 EL Birnendicksaft gut verrühren.
- Die Eiweiße steif schlagen und zusammen mit der steif geschlagenen Schlagsahne und dem Vanillezucker vorsichtig unterheben. Gleich in Glasschalen in den Gefrierschrank stellen.
- Vor dem Servieren 2 EL Sanddornmus und die gerösteten Nüsse darübergeben.

Rezepte von Ursel Bühring

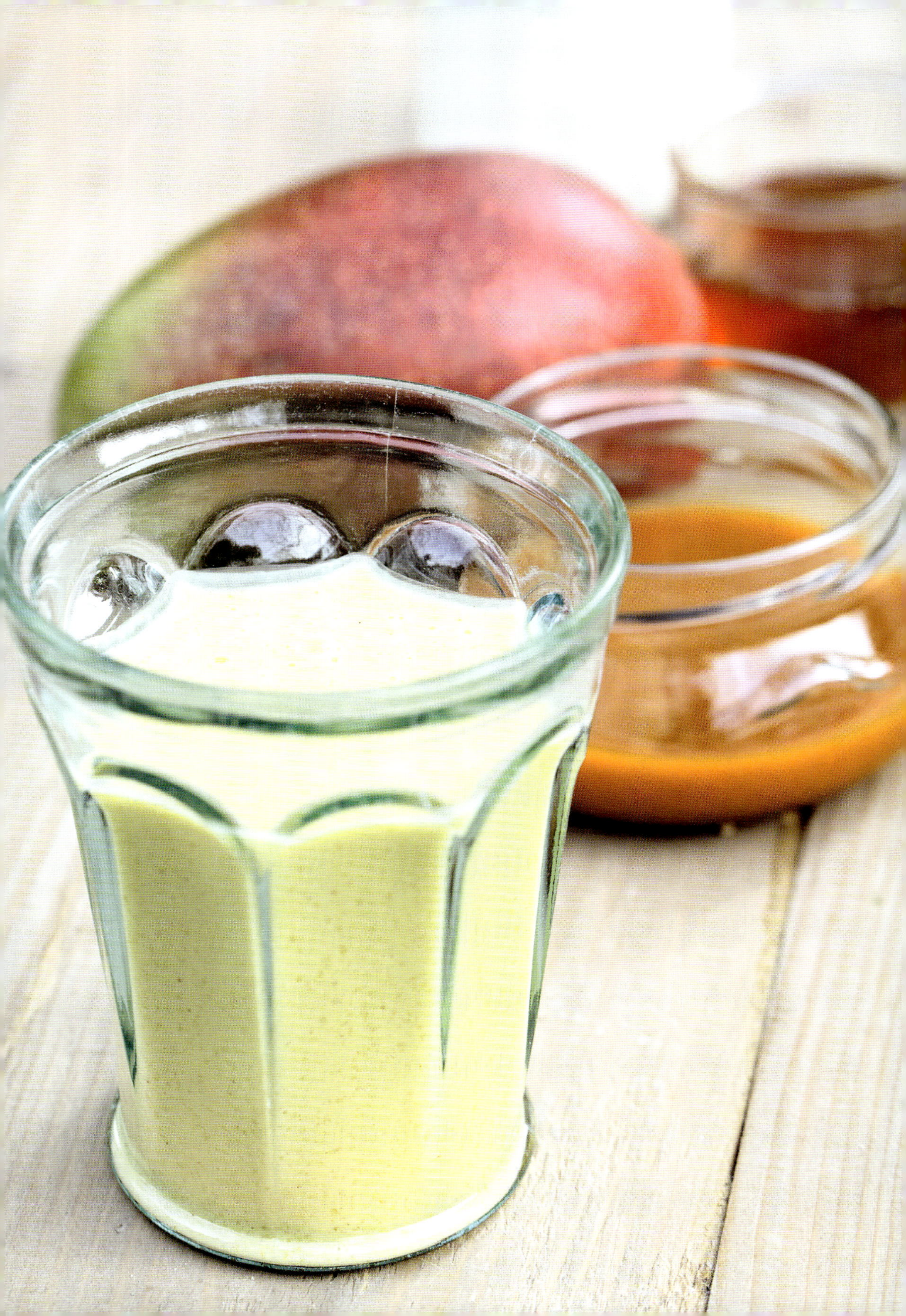

Erkältungsvertreiber Zimtsuppe

Zimtsuppe ist in der Traditionellen Chinesischen Medizin ein bewährtes Mittel gegen Erkältungen, Grippe und Nasennebenhöhlenentzündung. Sie schmeckt super, das Rezept ist einfach und geht schnell und ist deshalb genau das Richtige in stressigen Zeiten. Denn dann erwischen einen Erkältungen besonders gerne.

1 EL Gewürznelken
1 Zimtstange
250 ml Wasser
2 getrocknete Feigen
5 cm frische Ingwerwurzel, klein geschnitten
1 Tasse heißes Wasser pro Portion
Glasflasche (500 ml)

So geht's

- Die Gewürznelken mit der Zimtstange in 1/4 Liter Wasser 10 Minuten sanft köcheln.
- Feigen und Ingwer zugeben und weitere 10 Minuten köcheln lassen.
- In die Flasche abgießen und im Kühlschrank aufbewahren.
- Von dieser Gewürzsuppe je 2 TL auf eine Tasse heißes Wasser geben und schluckweise trinken, morgens und abends je eine Tasse.

Rezept von Ursel Bühring

Schnell parat

Drei bis vier Tage lang hält sich die zubereitete Menge Zimtsuppe im Kühlschrank. Gut für alle, die die Gewürzküche mögen und die in Erkältungszeiten weder Kraft noch Lust für komplizierte Rezepturen haben.

Virenschreck Knofi

Dass Knoblauch selbst Viren vertreibt, ist allgemein bekannt. Bei diesem Rezept kommt noch der abwehrstärkende Thymian sowie Honig dazu. Nicht erschrecken, die Kombination schmeckt wirklich! Viele Generationen Heilpflanzen-SchülerInnen können das bestätigen.

1/4 Brotscheibe
etwas Butter
1/2 TL Honig
1 TL getrockneten oder 2 TL frischen Thymian
1/2 Knoblauchzehe, in dünne Scheiben geschnitten

Auch für Kinder
Dieses alte Hausrezept mögen auch viele Kinder gern. Es ist garantiert ohne Nebenwirkungen.

So geht's

- Das Brot mit Butter und Honig bestreichen und dick Thymian darüberstreuen.
- Obendrauf die Knoblauchscheiben legen.
- Dreimal täglich essen. Es schmeckt überraschend gut, ausprobieren lohnt sich!

Rezept von Ursel Bühring

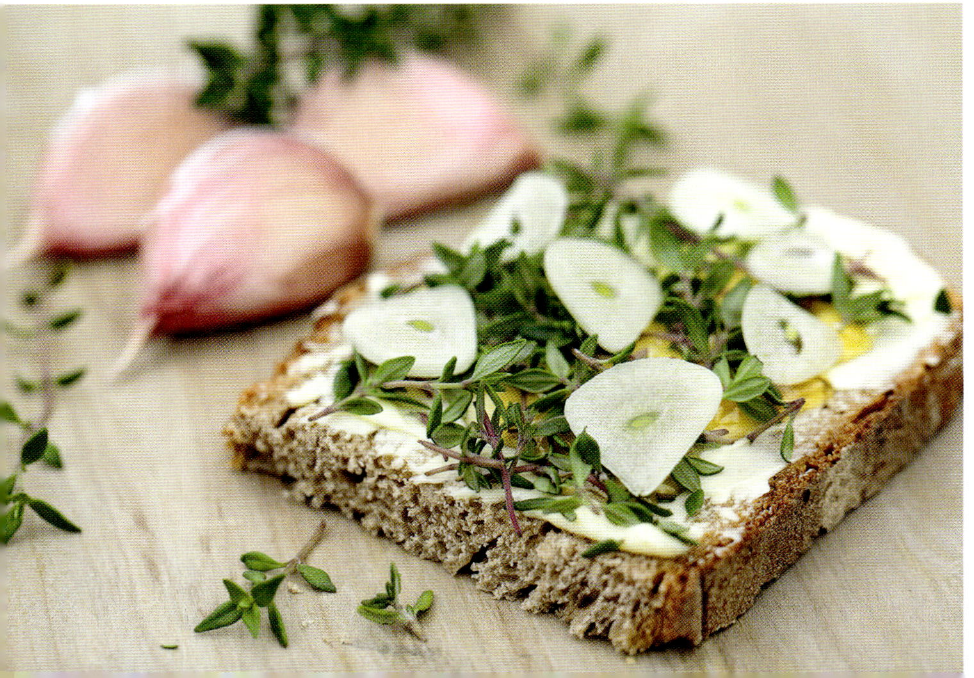

Extraheisses Fussbad

Wer kennt nicht die Vorboten oder die zermürbenden Symptome einer Erkältung? Mit einem Senfmehlfußbad kann diese gestoppt werden. Vor allem die Kopfschmerzen bei einem Infekt werden mit dem Bad über die Füße ausgeleitet, das erleichtert.

5–6 l warmes Wasser (nicht kochend)
2–3 EL Senfmehl
Eimer (10 Liter)

So geht's

- Das Wasser in den Eimer gießen – Achtung, es darf wirklich nur körperwarm sein. Das Senfmehl einrühren.
- Das Fußbad 5 Minuten, nicht länger, genießen.
- Danach die Füße mit klarem lauwarmem Wasser abspülen und abtrocknen.

Rezept von Anita Halter

Bitte bechten
Senfmehlanwendungen eignen sich nicht für Kinder oder Menschen mit Sensibilitätsstörungen.

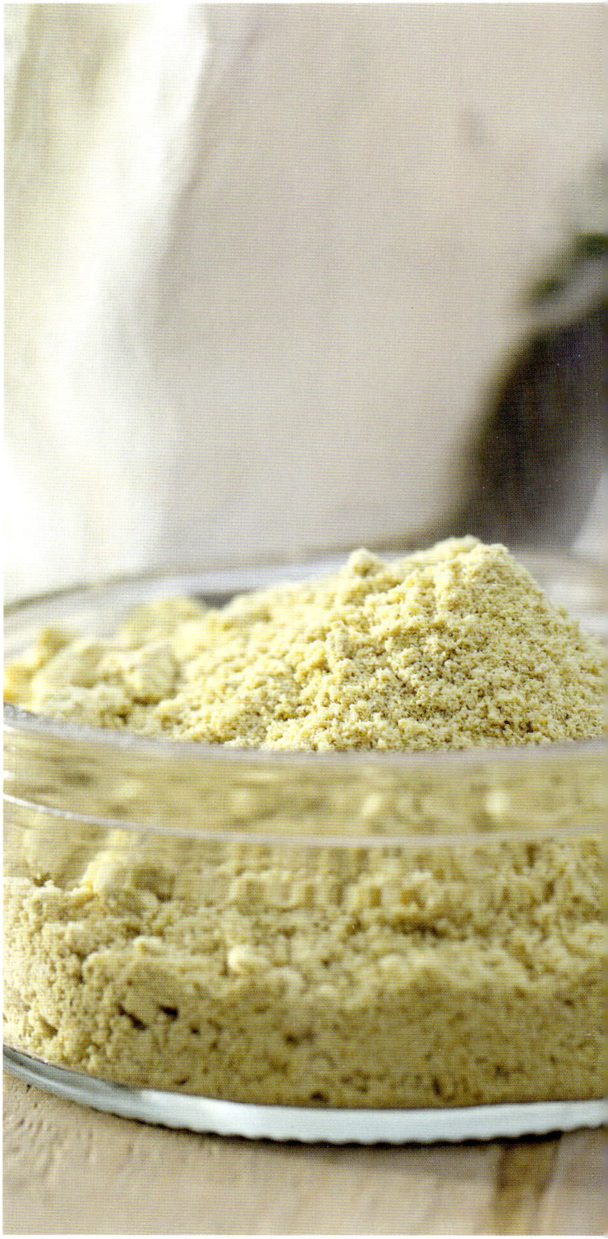

Senfmehl sorgt für eine Extraportion Wärme.

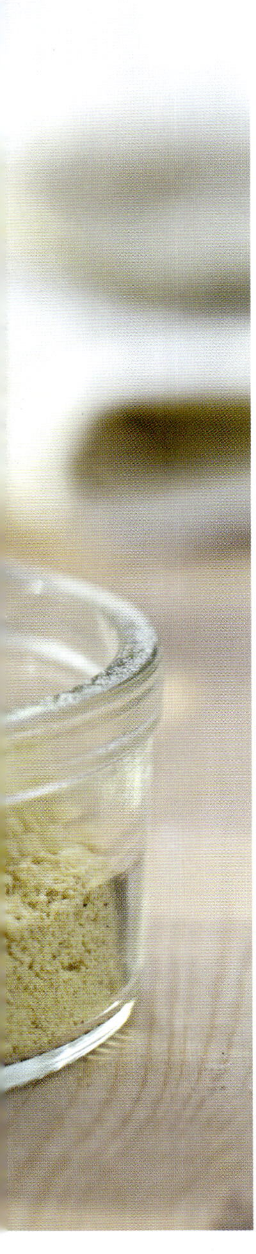

Nasentropfen

Nach der trockenen Winterluft in geheizten Räumen strapaziert der Pollenflug während Frühling und Sommer reizbare Nasen. Diese Tropfen von einer meiner Schülerinnen haben sich seit 10 Jahren bestens bewährt, sie befeuchten und reinigen die Schleimhäute, lindern Entzündungserscheinungen und unterstützen den Abfluss von Schleim.

Für 250 ml

250 ml Wasser
1/4 TL Meersalz
1/2 TL getrocknete oder 2 TL frische Gundelrebe
1 TL getrockneter oder 4 TL frischer Salbei
Braunglasflasche (50 ml) mit Tropfaufsatz und Deckel, alternativ mit Pipette

So geht's

- Wasser im Topf erhitzen, bis es kocht, Salz darin auflösen.
- Gundelrebe und Salbei zugeben, 10 Minuten zugedeckt ziehen lassen, dann abseihen.
- Auszug in eine oder mehrere Braunglasflaschen abfüllen, den restlichen Sud wegschütten, denn er hält sich bei dunkler und kühler Aufbewahrung nur etwa zwei Wochen.
- Zur Linderung bei Schnupfen oder Heuschnupfen den Auszug als Nasentropfen verwenden, das heißt mehrmals täglich mit einer Pipette in die Nase träufeln.

Mein Tipp

Im Frühling und Sommer können Sie die Kräuter frisch sammeln. Frisch ist die drei- bis vierfache Menge im Vergleich zu getrockneten Kräutern notwendig. Einzelne Braunglasflaschen mit Tropfaufsatz oder Pipettenverschluss können Sie in der Apotheke kaufen.

Rezept von Conwitha Lapke

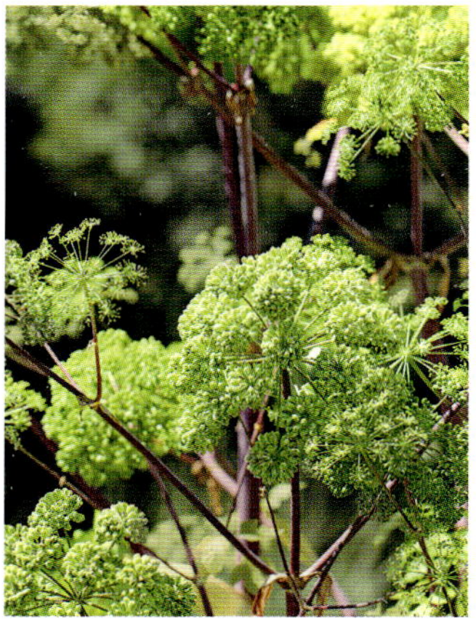

Die Wurzel der Engelwurz besitzt große Heilkraft

ANWENDUNGEN DES BALSAMS
Lymphknotenschwellungen, schmerzhafte Lymphstauungen, Begleitbehandlung bei Entzündungen der Ohrspeicheldrüse (Parotitis), Stockschnupfen und Nasennebenhöhlenerkrankungen. Der Balsam löst den Schleim und durchwärmt.

ENGELWURZ-SCHNUPFENBALSAM

Die Engelwurz war schon zu Pestzeiten bekannt und durfte in keinem Lebenselixier fehlen. Sie wurde aufgrund ihres aromatischen Geschmacks geistigen Wässern und Likören beigemengt. Mit diesem lymphabflussfördernden Balsam konnte ich schon vielen kleinen Schnupfnasen Linderung verschaffen – und auch Erwachsenen.

GRUNDREZEPT FÜR 1 SALBENDOSE Á 20 G

20 ml Ringelblumenöl
2 g Bienenwachs
2 g Engelwurz
evtl. Mörser, kleine Salbendose (20 g)

SO GEHT'S

- Engelwurz klein schneiden bzw. mörsern. Drei Wochen in Ringelblumenöl ziehen lassen, dabei täglich schwenken.
- Danach das Öl zusammen mit den Wurzeln im Topf erwärmen bis leichte Bläschen aufsteigen. Nach etwa 20 Minuten abseihen.
- Das Auszugsöl wieder in den Topf geben und das Bienenwachs einrühren. Wenn die Mischung geschmolzen ist, den Topf vom Herd nehmen.
- Nach Wunsch können 1–2 Tropfen ätherisches Öl (Majoran oder Thymian) zugegeben werden.
- Kalt rühren, bis der Inhalt milchig trüb wird und sich ein Wachsrand abzusetzen beginnt.
- Dann abfüllen und zum Auskühlen mit einem sauberen Tuch bedecken. Anschließend den Deckel schließen und beschriften.
- Bei Schnupfen zweimal täglich den Bereich der Nebenhöhlen, Stirn, Nasenwurzeln, Nase, Wangen und Kieferwinkel mit dem Balsam einreiben.
- Zur Lymphbehandlung ein- bis dreimal täglich auftragen oder als Salbenverband anwenden.

Rezept von Helga Ell-Beiser

Meerrettich für die Nebenhöhlen

Hartnäckiger, auch eitriger Schnupfen oder Fließschnupfen, mit und ohne Nebenhöhlenbeteiligung, lässt sich mit dieser Meerrettich-Nackenauflage bestens behandeln. Ich weiß, es klingt seltsam: Die „scharfe Auflage" wird auf den Nacken gelegt – aber dort sind die Reflexzonen für die Nasennebenhöhlen!

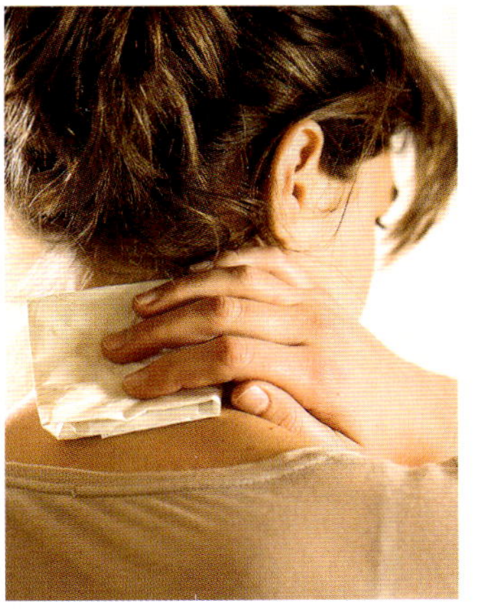

Das Meerrettich-Päckchen wird im Nacken aufgelegt und wirkt dennoch auf die Nebenhöhlen.

Für 1 Portion
ein etwa 5 cm langes Stück frischer Meerrettich
evtl. etwas Hautcreme
feine Reibe, Papiertaschentuch

So geht's
- Meerrettich waschen, schälen und ganz fein reiben.
- Das Papiertaschentuch auffalten, in die Mitte 1 EL geriebenen Meerrettich streichen und auf allen Seiten einschlagen.
- Päckchen über dem siebenten Halswirbel im Nacken auflegen.
- Die Senföle fangen rasch an auf der Haut zu brennen. Nicht länger als 5 Minuten einwirken lassen, da sonst die Haut Schaden nehmen kann.
- Die Haut anschließend mit einem feuchten Tuch abwischen und bei Bedarf eincremen.
- Auflage ein- bis zweimal täglich anwenden.

Rezept von Anita Halter

Für Kleinkinder viel zu intensiv
Deshalb sollten Kinder diese Auflage nicht vor dem 10. Lebensjahr anwenden. Die Augen sollten ebenfalls nichts davon abbekommen – Händewaschen also nicht vergessen.

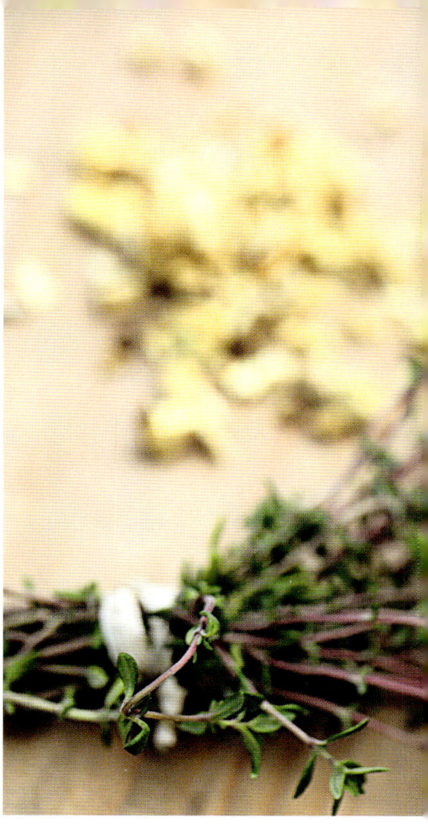

Bronchitis-Bad

Wenn ich fühle, dass ein Husten im Anmarsch ist, dann lege ich mich in die Badewanne mit folgender Ölmischung, bei der Majoran und Lavendel beruhigend wirken und Eukalyptus stark entschleimend. Danach kann ich wunderbar schlafen, mein Immunsystem wird gestärkt und am nächsten Tag fühle ich mich wie neu geboren. Kinder bekommen eine sanftere Mischung.

Im Schlaf kurieren
Kinder lieben das Bad, das nach Vanille duftet. Sie können daraufhin wunderbar schlafen. Und man hat geradezu das Gefühl, der Husten schläft mit ein. Oft verschwindet die Erkältung oder sie heilt schneller aus, und die Kinder wachen frisch und gesund wieder auf.

Rezept 1: Für Erwachsene
3 Tropfen ätherisches Majoranöl
je 2 Tropfen ätherisches Lavendel- und Eukalyptus-radiata-Öl
1 EL Salz

Rezept 2: Für Kinder
je 2 Tropfen ätherisches Niaouli-, Mandarinen- und Benzoeöl
1 EL Salz

So geht's
- Die Öle in das Salz träufeln, die Mischung dann in die gefüllte Badewanne geben.
- 10 Minuten baden, warm einkuscheln und gleich ins Bett gehen.

Rezept von Margret Demleitner

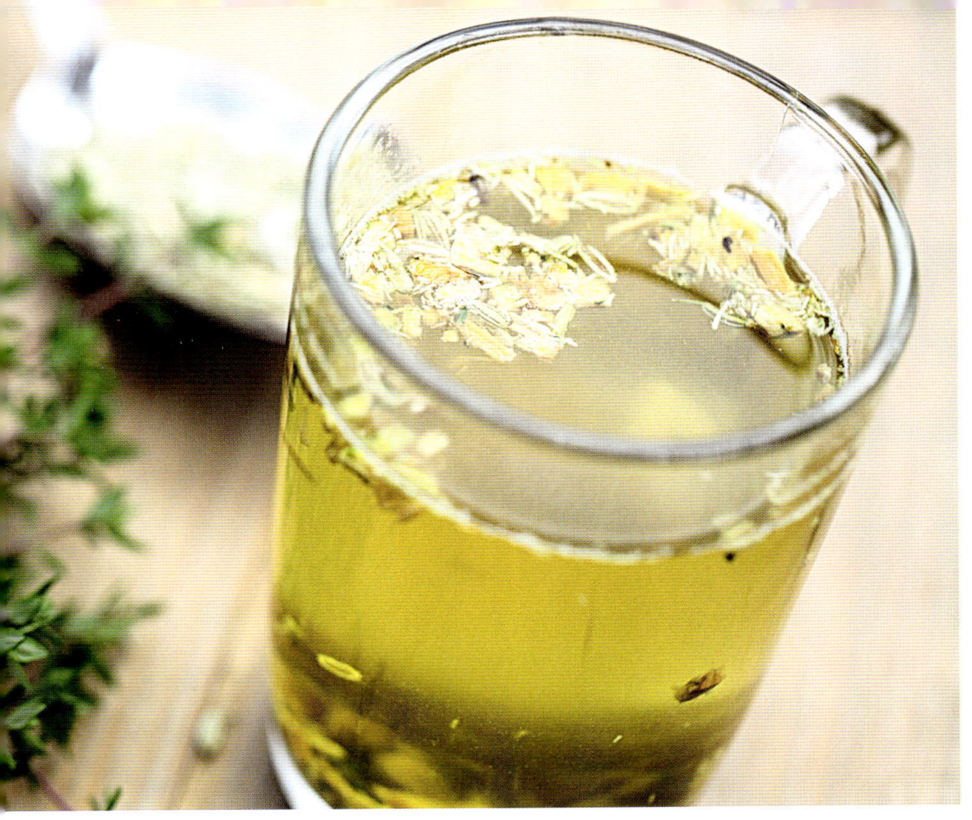

Bronchitis-Tee

Bei einer richtigen Bronchitis rasselt es in der Brust: Der verschleimte Husten quält und schmerzt. Jetzt brauchen Sie Heilpflanzen, die auswurffördernd, krampflösend und entzündungshemmend wirken, die den festen Bronchialschleim verflüssigen und so das Abhusten erleichtern. Gut, wenn Sie diese Mischung für die Hustenzeit vorrätig haben.

Für eine 100-g-Teemischung

je 25 g Thymiankraut, Fenchelsamen, Süßholz- und Schlüsselblumenwurzel
Mörser

So geht's

- Pro Portion 1 TL der Teemischung mörsern.
- Mit einer Tasse heißem Wasser überbrühen und bedeckt 10 Minuten ziehen lassen, danach abgießen.
- Dreimal täglich eine Tasse trinken, gerne mit Honig gesüßt.

Rezept von Ursel Bühring

Unterricht fürs Leben

Im Seminar ist es mir immer wichtig, den Unterschied herauszustellen zwischen unproduktivem Husten, also einem trockenen Husten ohne Schleimbildung, und produktivem Husten mit Schleimbildung. Die Therapie ist eine grundsätzlich andere, und Heilpflanzen können nur dann richtig wirken, wenn man sie korrekt einsetzt.

Reizhustentee

Ein verschleimter Husten wird anders behandelt als ein Reizhusten. Bei trockenem Reizhusten braucht man Heilpflanzen mit Schleimstoffen, die die wunde Schleimhaut mit ihren reizmildernden Pflanzenschleimen schützend benetzen. Die Teezubereitung ist ein Kaltauszug – einfacher geht's nicht! Im Unterricht nenne ich das die „Teezubereitung für Faule".

Für eine 100-g-Teemischung

je 35 g Huflattich- und Spitzwegerichblätter
je 10 g Isländisch Moos, Malvenblüten und Süßholzwurzel
Mörser

So geht's

- Pro Portion 1 TL der Teemischung mörsern.
- Mit einer Tasse kaltem Wasser ansetzen, zwei Stunden ziehen lassen, danach abgießen.
- Dreimal täglich eine Tasse schluckweise trinken, den Tee immer frisch zubereiten und nicht auf dem Herd erwärmen (siehe Kasten).

Rezept von Ursel Bühring

Kalt wird warm

Dieser Tee wird kalt zubereitet, weil heißes Wasser die wirksamen Schleimstoffe zerstören bzw. abbauen würde. Aber wer mag schon kalten Tee trinken, gerade bei einer Erkältung! Weil es bei diesem Tee aber darum geht, dass der Hustenreiz gelindert wird und dass die Schleimstoffe sich bei jedem Schluck auf die wunde Rachenschleimhaut legen, trinkt man den Tee wirklich nur langsam, Schluck für Schluck – so wird jeder Schluck automatisch im Mund angewärmt!

Heuschnupfenmischung

Kaum erwärmen die ersten Sonnenstrahlen unser Herz, das erste Grün wagt sich auf die Wiese, schon beginnen auch die Pollen zu fliegen. Die Nase juckt, die Augen tränen – der Heuschnupfen kündigt sich an. Dies ist ein sehr bewährtes Rezept, das schon vielen Menschen geholfen hat. Es gehört zu den begehrtesten der Heilpflanzenschule!

2 Teile ätherisches Zedernholzöl
1 Teil ätherisches Zypressenöl
Zuckerstück oder 1 EL Sahne

So geht's

- Zedernholz- und Zypressenöl mischen.
- Von dieser Mischung ein- bis dreimal täglich einen Tropfen auf ein Zuckerstück oder 1 EL Sahne träufeln.
- Das Zuckerstück 10 Minuten lang, die Sahne auch einige Zeit im Mund einspeicheln, erst dann schlucken.

Rezept von Margret Demleitner

Nicht dauerhaft einnehmen
Diese Heuschnupfenmischung sollten Sie nur in der Zeit der akuten Allergie einnehmen.

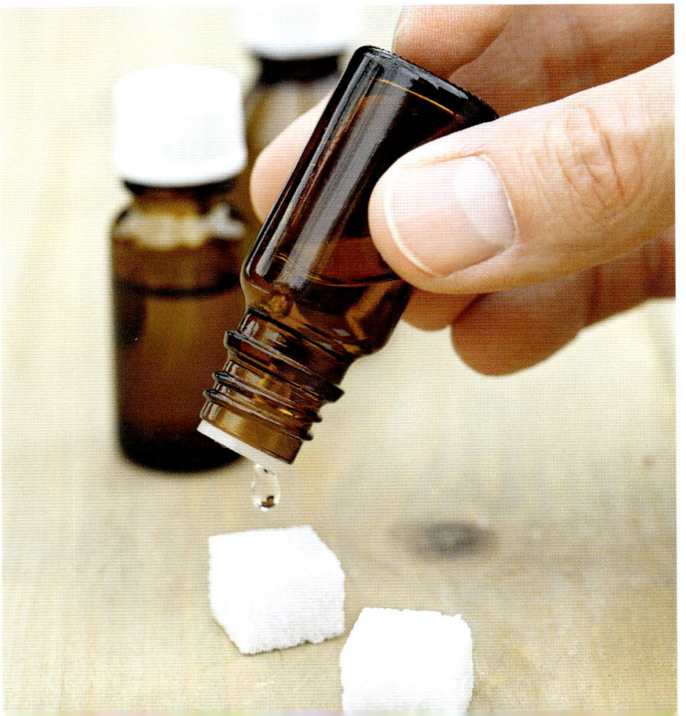

So einfach und so wirksam: ätherische Öle helfen gegen Heuschnupfen.

Keine Grippe bitte

Grippeschutz mit Zistrosentee

Bei Viren können Antibiotika nichts ausrichten. Zistrose verhindert jedoch mit ihren Wirkstoffen (Polyphenolen), dass sich Viren an der Zelle festsetzen können – und somit vermehren sie sich auch nicht. Wirklich ein genialer vorbeugender Grippeschutz.

Zistrosenblätter

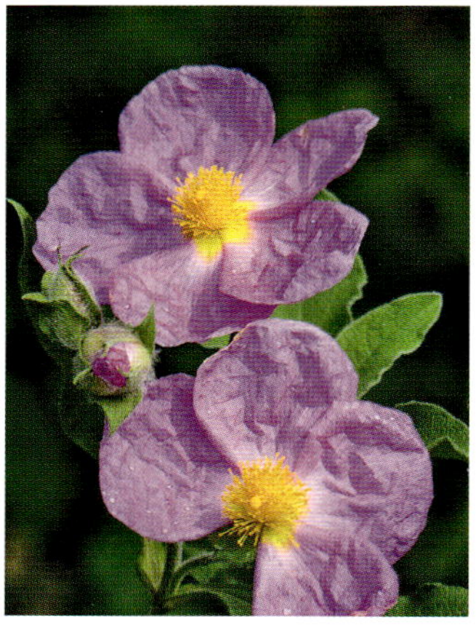

Die anmutige Zistrose kann bei der Infektabwehr Wunder wirken.

So geht's

- 1 EL Zistrosenblätter mit einer Tasse heißem Wasser überbrühen.
- 10 Minuten bedeckt ziehen lassen und abgießen.
- Den Zistrosentee für Spülungen bzw. Gurgellösungen verwenden. Drei bis fünfmal täglich vorbeugend, oder häufiger, wenn die Grippe umgeht, damit gurgeln.

Noch mehr Zistrose

Honigmedizin Zistrosenpulver: Zistrosenblätter pulverisieren (immer nur bei Bedarf und kleine Mengen, beim Lagern des Pulvers bauen sich die Wirkstoffe ab) und bei Erkältung mehrmals täglich, das heißt 10–30 Mal, eine Messerspitze Pulver auf 1/3 Teelöffel Honig geben und im Mund zergehen lassen.

Zistrosen-Mundspray: 20 g zerkleinerte Zistrosenblätter in 50 ml 40 %igem Korn 3 Wochen lang ausziehen lassen, abfiltern und mit 100 ml Hamameliswasser (Hydrolat) vermengen. In eine Sprayflasche abfüllen und in der Grippe-und Erkältungszeit mehrmals täglich den Mund- und Rachenraum damit besprühen.

Rezepte von Ursel Bühring

SOS-Grippe-Hilfe

Die ersten Anzeichen einer Grippe sind oft plötzliche starke Halsschmerzen. Jetzt wird es höchste Zeit für den zuverlässigen Ingwer! Von einem Bio-Ingwer eine etwa 1-Cent-große Scheibe abschneiden und ausgiebig kauen. Oh, das ist zwar ziemlich scharf, aber es wirkt schon mal antiviral und lindert den Halsschmerz! Dann gleich mit der Teezubereitung starten.

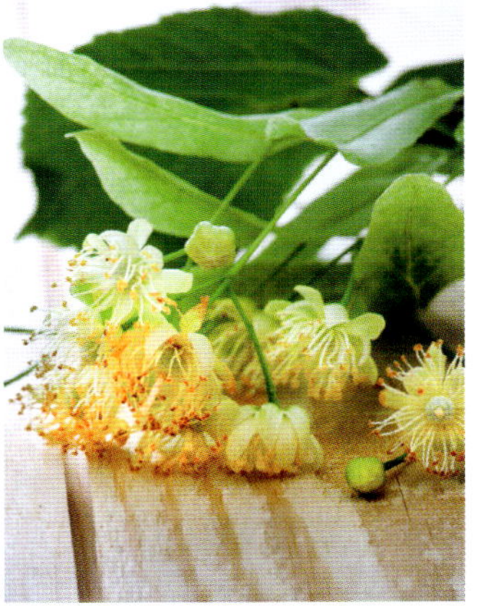

Lindenblüten geben dem Tee ein wunderbar angenehmes, mildes Aroma.

Ingwer-Lindenblüten-Teemischung

2 gehäufte EL frisch geschnittene Bio-Ingwerwurzel
1 EL getrocknete Lindenblüten

So geht's

- Die Mischung mit 500 ml heißem Wasser übergießen und mindestens 10 Minuten bedeckt ziehen lassen.
- Die Kondenstropfen vom Deckel in die Kanne abtropfen lassen und den Tee durch ein Sieb abgießen.
- Über eine Woche lang zweimal täglich so heiß wie möglich trinken, auf Wunsch mit Lindenblüten-Honig süßen.

Mein Tipp

In der kalten Jahreszeit ist es gut, stets Ingwer für alle Fälle zu Hause zu haben! Kaufen Sie Bio-Ingwer und reiben ihn mit Schale, denn direkt darunter sitzt die scharfe Heilkraft. Immer wenn mir kalt ist, bereite ich mir dann schnell und unkompliziert heißen Ingwertee zu. Und nach dem Tee am liebsten gleich ins Latschenkiefer-Bad (Rezept auf der folgenden Seite).

Rezept von Tanja Benzing

Salvithymi-Nelk

Um Halsweh keine Chance zu geben: 10 g gemörserte Gewürznelken und je 5 g Salbeiblätter und Thymiankraut in 100 ml 45 %igen Alkohol drei Wochen ausziehen lassen; danach in Tropffläschchen abgießen. 1:10 verdünnt als Gurgelmittel verwenden oder bei akuten Zahnschmerzen (bis zum Gang zum Zahnarzt) pur auf die betroffene Stelle auftragen.

Rezept von Ursel Bühring

Latschenkiefer-Bad

Es ist gut, wenn Sie auf Vorrat 100 % naturreine ätherische Öle zu Hause haben. Für dieses wohltuende Bad brauchen Sie Latschenkiefer oder Eukalyptus und Lavendel. Da sich Öle nicht mit Wasser verbinden, werden sie vorher in einem Trägerstoff aufgelöst. Ich nehme gerne Sahne.

Für ein Vollbad

12–15 Tropfen ätherisches Latschenkiefern- oder Eukalyptusöl
5 Tropfen ätherisches Lavendelöl
3 EL Sahne

So geht's

- Ätherische Öle in die Sahne geben, erst dann in die volle Badewanne mit dem wohltemperierten Wasser mischen.
- Dann für etwa 20 Minuten ab in die Wanne und mit guten Gedanken abschalten! Nach dem Bad ganz warm einpacken und am besten gleich ins Bett gehen.

Rezept von Tanja Benzing

Das Latschenkiefer-Bad wirkt im Doppelpack mit dem Grippetee auf Seite 49 besonders gut.

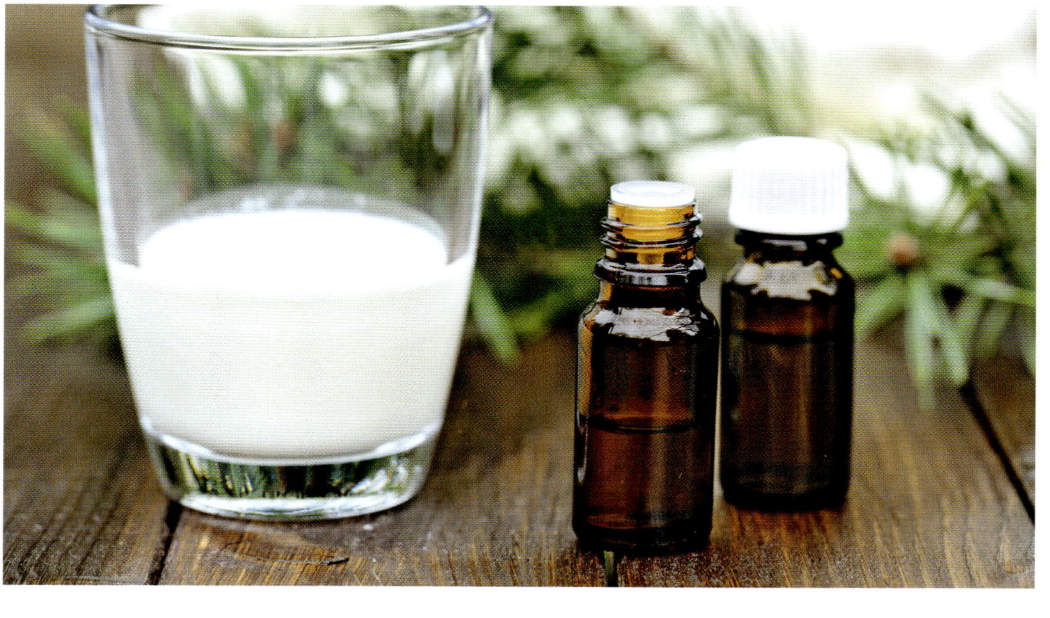

Grippetee für die Zeit danach

Grippe ist, im Gegensatz zu einer Erkältung, eine ernste und heftige Erkrankung. Da verlangt Ihr Körper in der akuten Phase nach Bettruhe und einem Erkältungstee mit Mädesüß-, Holunder- und Lindenblüten. Zur Nachbehandlung brauchen Sie mehrere Wochen Schonung – und während dieser Zeit einen richtig guten Heiltee, der Ihnen beim Gesundwerden hilft!

Für eine 100-g-Teemischung

40 g Weißdornblätter mit -blüten
je 20 g Rosmarin- und Zitronenmelissenblätter und geschnittene Pomeranzenschale
etwas Ingwer

So geht's

- Pro Portion 1 TL der Teemischung mit einer Tasse heißem, nicht mehr kochendem Wasser übergießen, 10 Minuten bedeckt ziehen lassen.
- Sie können der Tasse eine 1-Euro-große Scheibe frischen Ingwer zugeben, der wärmt und stärkt.
- Die Kondenstropfen vom Deckel in die Kanne abtropfen lassen und den Tee über ein Sieb abgießen.
- Fünf bis sechs Wochen lang dreimal täglich so heiß wie möglich genießen, auf Wunsch mit Honig gesüßt.

Rezept von Ursel Bühring

Warum Weißdorn, Rosmarin und Pomeranze?

Bei einer echten Grippe ist immer das Herz mit belastet; unterstützen Sie es mit dem herzstärkenden Weißdorn, um einer Herzmuskelschwäche vorzubeugen. Bitterstoffe (aus der Pomeranzenschale und dem Ingwer) stärken Ihren erschöpften Körper und unterstützen zusätzlich das Immunsystem und die Herzdurchblutung. Rosmarin kräftigt und bringt wieder auf die Beine.

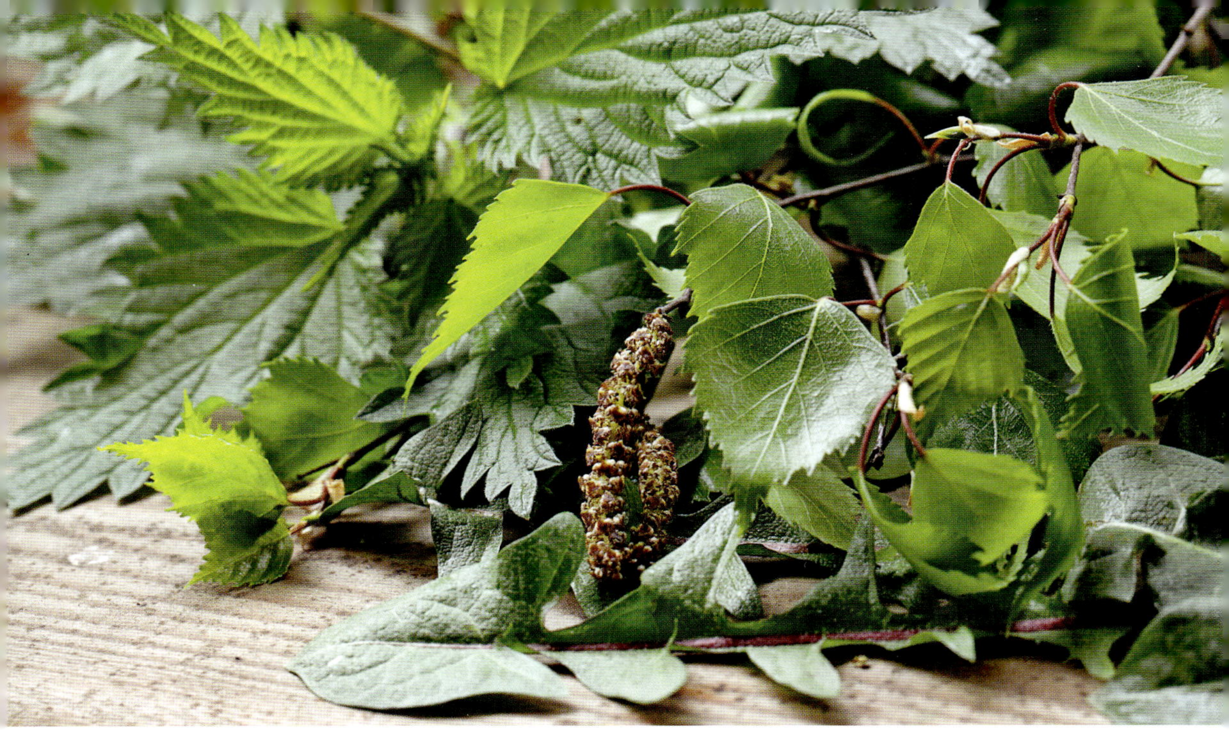

Frühjahrskur

Auch bei Rheuma und Hautproblemen
Nicht nur im Frühjahr tut dieser Tee gut, sondern auch bei rheumatischen Beschwerden oder Hautkrankheiten.
Brennnessel, Birke und Löwenzahn regen die Ausscheidungstätigkeit von Nieren und Leber an. So werden Stoffwechselendprodukte, sogenannte Schlacken, besser ausgeschieden. Das entlastet auch Gelenke, Haut und Bindegewebe.

Klassischer Entschlackungstee

Schon zu Beginn meiner Tätigkeit als Heilpraktikerin entwickelte ich diese Teemischung, die ich noch heute im Frühjahr gerne meinen Patienten empfehle. Sie schmeckt außerordentlich gut – eine wichtige Voraussetzung für eine Teekur zum „Großreinemachen" für den Körper.

Für eine 100-g-Teemischung
je 25 g Brennnesselkraut und Löwenzahnwurzel mit -kraut
je 15 g Birkenblätter und Erdrauchkraut
je 10 g Pfefferminzblätter und Ringelblumenblüten

So geht's
- 1 TL der Teemischung mit einer Tasse heißem, nicht mehr kochendem Wasser übergießen, 10 Minuten bedeckt ziehen lassen.
- Die Kondenstropfen vom Deckel in die Tasse abtropfen lassen und den Tee über ein Sieb abgießen.
- Vier bis sechs Wochen lang täglich drei Tassen trinken.

Rezept von Michaela Girsch

Wildkräutersalat

Wilde Kräuter gehören zu einer Frühjahrskur dazu, finde ich. Sie unterstützen diese mit ihrer stoffwechselnden Wirkung vortrefflich und vitalisieren! Wildkräuter sind gesund, geschmackvoll, würzig und farbenfroh. Aber eines ist wichtig: Schmecken muss so ein Salat. Deshalb gehörte es zum Unterricht an meiner Schule, die Wildkräuterküche zu erlernen.

2–3 Handvoll frische wilde Kräuter nach Wunsch, wie Bärlauch, Birkenblätter, Giersch, Löwenzahn, Sauerampfer, Schafgarbe, Spitzwegerich
1 kleine Handvoll essbare Blüten, wie Gänseblümchen, Löwenzahn, Schlüsselblume, Veilchen, Vogelmiere, Wiesenschaumkraut
1 EL Balsamico-Essig
2 EL bestes Olivenöl
½–1 TL Bio-Gemüsebrühepulver
1 EL Feigensenf
1 EL Holunderblütengelee oder 50 ml Fruchtnektar
1 Apfel, klein geschnitten
2 EL Nüsse oder Mandeln

So geht's

- Wildkräuter kurz warm abbrausen, trocken schleudern und grob zerzupfen. Auf Tellern anrichten.
- Aus Essig, Öl, Gemüsebrühe, Senf und Gelee oder Fruchtnektar ein Dressing zubereiten: Es soll eher mild sein, um die ungewohnt herben und bitteren Geschmacksnoten der Wildkräuter etwas zu überdecken.
- Apfelstücke hinzufügen und das Dressing über den Salat geben.
- Mit Nüssen oder Mandeln bestreuen und mit Blüten dekorieren.

Rezept von Ursel Bühring

Voll guter Dinge

Im Frühjahr stehen Wildkräuter in den Startlöchern und warten mit ihrem arteigenen Geruch und Geschmack auf. Sie sind unglaublich viel wirkstoffreicher als unser Kulturgemüse. Vor allem der Gehalt an Mineralstoffen, Spurenelementen und Vitaminen übersteigt den des gezüchteten Gemüses um ein Vielfaches.

FRÜHJAHRSFIT MIT HEILPFLANZENSÄFTEN

Im Frühjahr sehnt sich der Körper nach einem „Frühjahrsputz". Hierbei werden Stoffwechsel und Entgiftung über die Ausscheidungsorgane Nieren, Leber, Darm und Haut angeregt. Dass und wie gut es wirkt, habe ich in meiner Praxis vielfach erlebt – der Mensch fühlt sich anschließend einfach wohler!

frische Birkenblätter, Brennnesselblätter und Löwenzahnblätter
250 ml Apfelsaft, Buttermilch oder Wasser pro Portion
Saftpresse

SO GEHT'S

- Die jeweilige Pflanzensorte waschen und grob zerkleinern.
- Jeweils so viele Brennnesselblätter, Birkenblätter oder Löwenzahnblätter entsaften, bis Sie die Tagesdosis von 60 ml Saft erreicht haben, das sind etwa 6 EL. Dosierung: dreimal täglich 2 EL Saft auf 250 ml Apfelsaft, Buttermilch oder Wasser einnehmen. Achtung: Birke, Brennnessel und Löwenzahn werden nicht gemeinsam entsaftet. Die zu entsaftende Pflanze wird in zweiwöchigem Rhythmus gewechselt: Trinken Sie zwei Wochen lang Brennnesselsaft, zwei Wochen Löwenzahnsaft und zwei Wochen Birkensaft – jeweils in die oben genannten Flüssigkeiten gemischt.

MEIN TIPP

Sie können Frischpflanzenpresssäfte auch im Reformhaus kaufen. Ihre tägliche Flüssigkeitsaufnahme sollte während der Kur mindestens 2 Liter betragen, zum Beispiel milde Kräutertees oder natriumarmes Mineralwasser. Das ist sehr wichtig, damit die Kur auch die volle Wirkung hat.

Rezept von Helga Ell-Beiser

Saft aus Wildkräutern mit Buttermilch ergibt eine Power-Frühjahrskur.

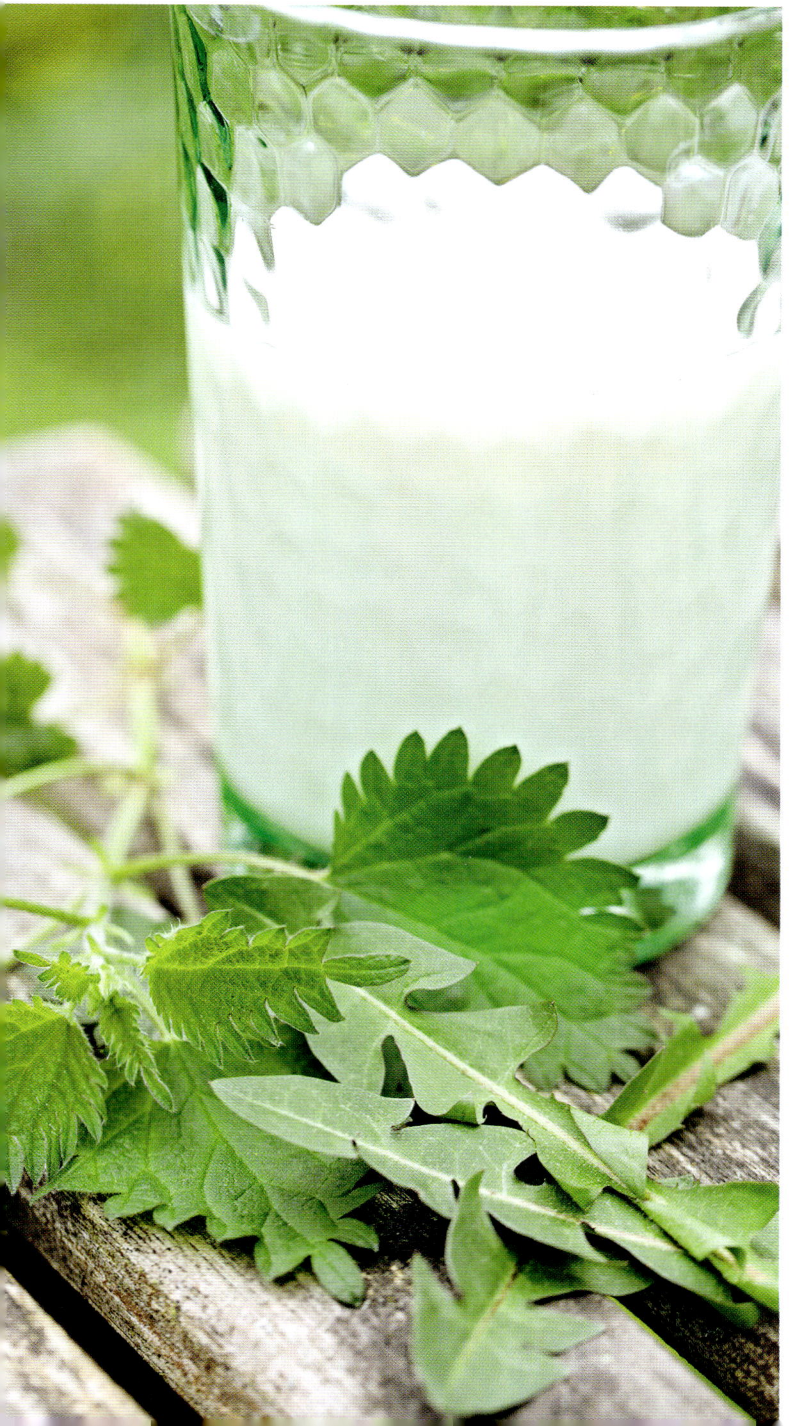

KÜKALEIWA

Das steht für Kümmel, Kartoffel, Leinsamen und Wasser, ein basenreicher Gemüsetrank. Ich habe dieses Rezept 1982 kennen gelernt von der großen Fußreflexzonenmassage-Therapeutin Hanne Marquardt während meiner Ausbildung bei ihr – und seitdem vielfach mit Erfolg eingesetzt.

1 mittlere Kartoffel, geschält und klein geschnitten
je 1 EL Lein- und Kümmelsamen
1 l Wasser

So geht's

- Kartoffel und Samen 20 Minuten im Wasser kochen, dann abgießen.
- Diese Menge über den Tag verteilt warm trinken: morgens eine halbe Stunde vor dem Frühstück, dann über den Tag verteilt und als letzten Abendtrunk. Jeweils vor dem Trinken erwärmen.
- Vier bis sechs Wochen lang täglich trinken. Jeden Morgen neu kochen, den Tag über im Kühlschrank aufbewahren.

Rezept von Ursel Bühring

Lieblingssmoothie

Grüne Smoothies sind eine wunderbar unkomplizierte Möglichkeit, sich mit „wilder Grünkraft“ zu stärken. Das regt auf geschmackvollste Weise den Stoffwechsel an – mir gefällt diese Art der genussvollen Therapie so gut! Und nicht nur mir, wie die unzähligen neuen Smoothie-Rezepte beweisen.

Für etwa 500 ml

Fruchtfleisch von 1/2 Avocado
1/2 Birne, entkernt, aber nicht geschält
1/2 Zitrone
2 Handvoll Wildkräuter oder je 1 Handvoll Wildkräuter und junger Spinat und/oder Salatblätter
etwa 1 cm frischer Ingwer, geschält
1/4 l Wasser
etwas Olivenöl
Mixer

So geht's

- Avocado und Birne grob zerkleinern. Bei Mixer mit sehr hoher Drehzahl reicht es, auch die Zitrone nur grob zu zerschneiden, ansonsten die Schale gründlich abreiben und den Saft auspressen. Alles in den Mixer geben.
- Ingwer klein schneiden, Wildkräuter und eventuell den Spinat und die Salatblätter waschen und ebenfalls dazugeben.
- Mit dem Wasser auffüllen und einen Schuss Olivenöl dazugeben.
- Auf der höchsten Stufe des Mixers so lange pürieren, bis eine homogene grüne Masse entsteht.

Rezept von Ursula Bertsch

Wildkräuter in Smoothies

Bei Wildkräutern gilt: Man nimmt das, was vor Ort wächst. Zum Beispiel Brennnessel, Giersch, Spitzwegerich, Wiesen- oder Klettenlabkraut, Vogelmiere, Dost, junge Blätter von Linden oder Buchen. Um Bärlauch oder Schnittlauch sollten Sie bei Smoothies jedoch einen großen Bogen machen – die schmecken darin nicht. Smoothie-Neulinge sollten ihre grünen Kraftdrinks erst einmal mit weniger Wildkräutern und mehr Salat oder jungem Spinat machen. Rohe Wildkräuter in zu großen Mengen können einem „ungeübten“ Magen Probleme bereiten.

Grünblatt-Drinks fürs ganze Jahr

Grüne Blätter und süße Früchte vermischen sich hier zu einer gesunden Köstlichkeit. Das Chlorophyll in den Blättern ist die Lebenskraft der Pflanze. Die kann zusammen mit ihren Faserstoffen, Mineralstoffen und Vitaminen auch noch richtig lecker zubereitet werden. Dies sind zwei von meinen Lieblingsrezepten.

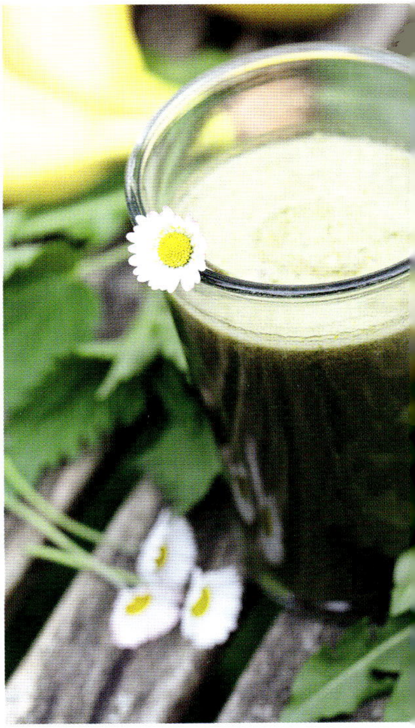

Die Sommerversion des Grünblatt-Drinks enthält ganz fix zusammengesammelte Wildkräuter.

Rezept 1: Frühjahrs- und Sommervariante

1 Handvoll Wildkräuterblätter, zum Beispiel von Schafgarbe, Löwenzahn, Gänseblümchen und Brennnessel
5 getrocknete Datteln
2 Bananen
1 Zitrone, falls die Schale unbehandelt ist, kann sie mitverwendet werden
1 l Wasser

Rezept 2: Wintervariante

4 Grünkohlblätter, möglichst vom Kopfinneren, da die äußeren Blätter oft braune Stellen oder Läuse haben
4 getrocknete Feigen
2 Bananen
1/2 Ananas
1 l Wasser

So geht's

- Alle Zutaten im Mixer pürieren.
- Das Frühlings- und Sommerrezept schmeckt trotz der süßen Früchte leicht bitter. Interessanterweise wird das Aroma mit zunehmendem Sommer intensiver.

Rezepte von Friederike Schäck

Für Grossfamilie oder Single

Bei einer Großfamilie kein Problem: Der Grünblatt-Drink ist schnell „verputzt" von den Familienmitgliedern. Genießen Sie ihn allein, können Sie die zubereitete Menge gut 1–2 Tage lang im Kühlschrank aufbewahren. Durch das intensive Mixen wird er nicht braun, und der Rest schmeckt und wirkt auch am Abend.

Alles fließt …

Die Blase mag es warm: Tee und Fussbad

Nieren und Blase mögen es warm. Kälte bedeutet für die Nieren Stress. Zudem endet der Blasenmeridian an den Füßen. Deshalb sind heiße Tees als Wärme von innen und heiße Fußbäder ein Labsal. Es ist einfach: Tee trinken und zugleich die Füße genüsslich wärmen – und dabei entspannen.

Dünne Flüssigkeiten
Damit die Blase gut durchspült wird, trinken Sie zusätzlich 1–2 Liter sogenannte dünne Flüssigkeiten. Das sind zum Beispiel (warmes) Wasser, verdünnte Obst- oder Gemüsesäfte, dünne Gemüsebrühen oder dünne Tees.

Blasentee-Mischung zum Trinken

Für eine 100-g-Teemischung

40 g Goldrutenkraut
je 20 g Birken-, Brennnessel- und Löwenzahnblätter

So geht's

- 1 TL der Teemischung mit einer Tasse kochendem Wasser übergießen.
- Bedeckt 10 Minuten ziehen lassen, dann abgießen.
- Dreimal täglich eine Tasse so heiß wie möglich trinken.

Fussbad-Teemischung

je 200 g Ackerschachtelhalmkraut und Wacholderbeeren
Mörser, Fußbadewanne oder Putzeimer, Wollsocken, Wärmflasche

So geht's

- Die Zutaten mischen und pro Fußbad 6 EL davon mörsern und in einen Kochtopf mit 1 Liter Wasser geben, 30 Minuten einweichen.
- Danach 5 Minuten bedeckt köcheln lassen.
- In der Zwischenzeit die Wollsocken im Bett mit der Wärmeflasche anwärmen.
- Tee abgießen und in Fußbadewanne füllen.
- Mit kaltem Wasser bis zur gut verträglichen Hitze, mindestens auf 38 °C, herunterkühlen und die Füße genüsslich 10 Minuten darin baden.
- Nach dem Bad die Füße nur grob abtrocknen und gleich in die warmen Wollsocken schlüpfen – und ab ins Bett. Auf Wunsch die Wärmflasche auf die Blasenregion legen.

Immer mit der Ruhe
Die Ruhe nach dem Fußbad gehört zur Therapie, denn während des Liegens werden die inneren Organe, also auch die Nieren, vermehrt durchblutet.

Rezept von Ursel Bühring

Blasenentzündung keine Chance

Wir Frauen sind besonders gefährdet. Aufgrund des kurzen Harnleiters wandern leicht Keime aus dem Schleimhautbereich in die Blase. Bei vielen Frauen hat sich folgendes Rezept bewährt, allein schon deshalb, weil es eine schnelle, sehr einfache und gut duftende Therapie ist.

30 ml Mandelöl
je 4 Tropfen ätherisches Bergamotte- und Wacholderöl
3 Tropfen ätherisches Eukalyptus-globulus-Öl
je 2 Tropfen ätherisches Benzoe, Teebaum- und Sandelholzöl
Glasfläschchen (30 ml), Slipeinlagen, evtl. Wärmflasche

So geht's

- Die Öle mischen und im Akutfall mehrmals täglich 1/2 TL davon auf eine Einlage träufeln. Zusätzlich den Blasenbereich damit einreiben.
- Eine Wärmflasche auf dem Unterbauch wird meist als angenehm empfunden.

Rezept von Margret Demleitner

Schnelle Mischung

1 Tropfen ätherisches Teebaumöl und 1 Tropfen ätherisches Eukalyptusöl auf 1/2 TL Olivenöl geben, auf eine Slipeinlage tropfen.

Aus der Schale der Bergamotte wird das bekannte ätherische Öl gewonnen.

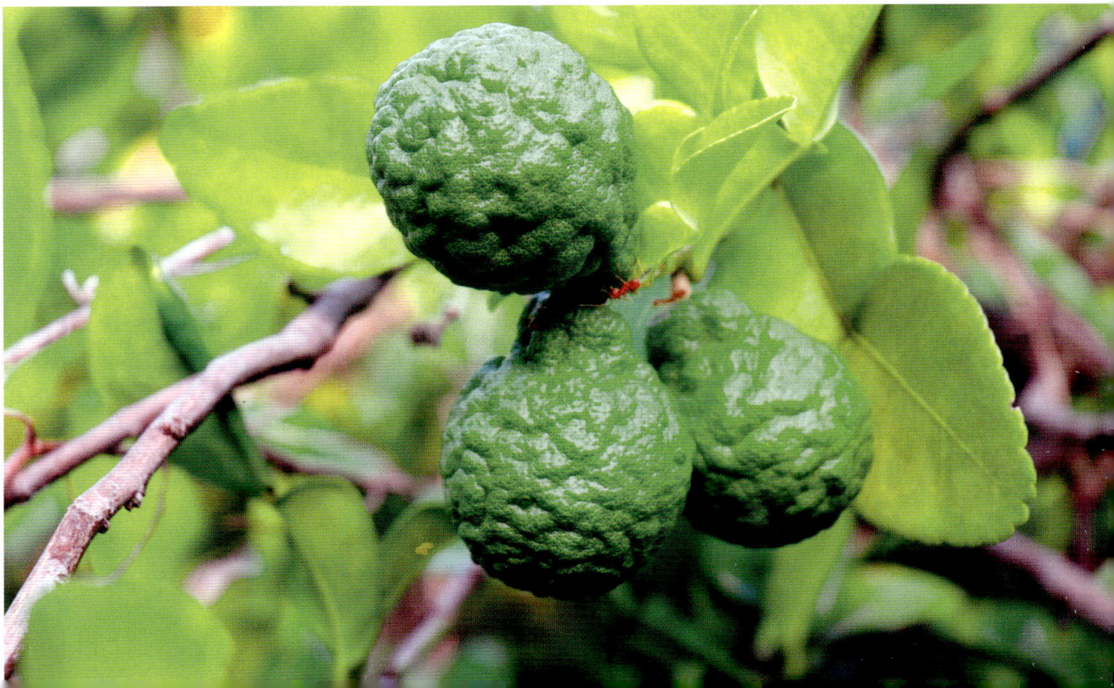

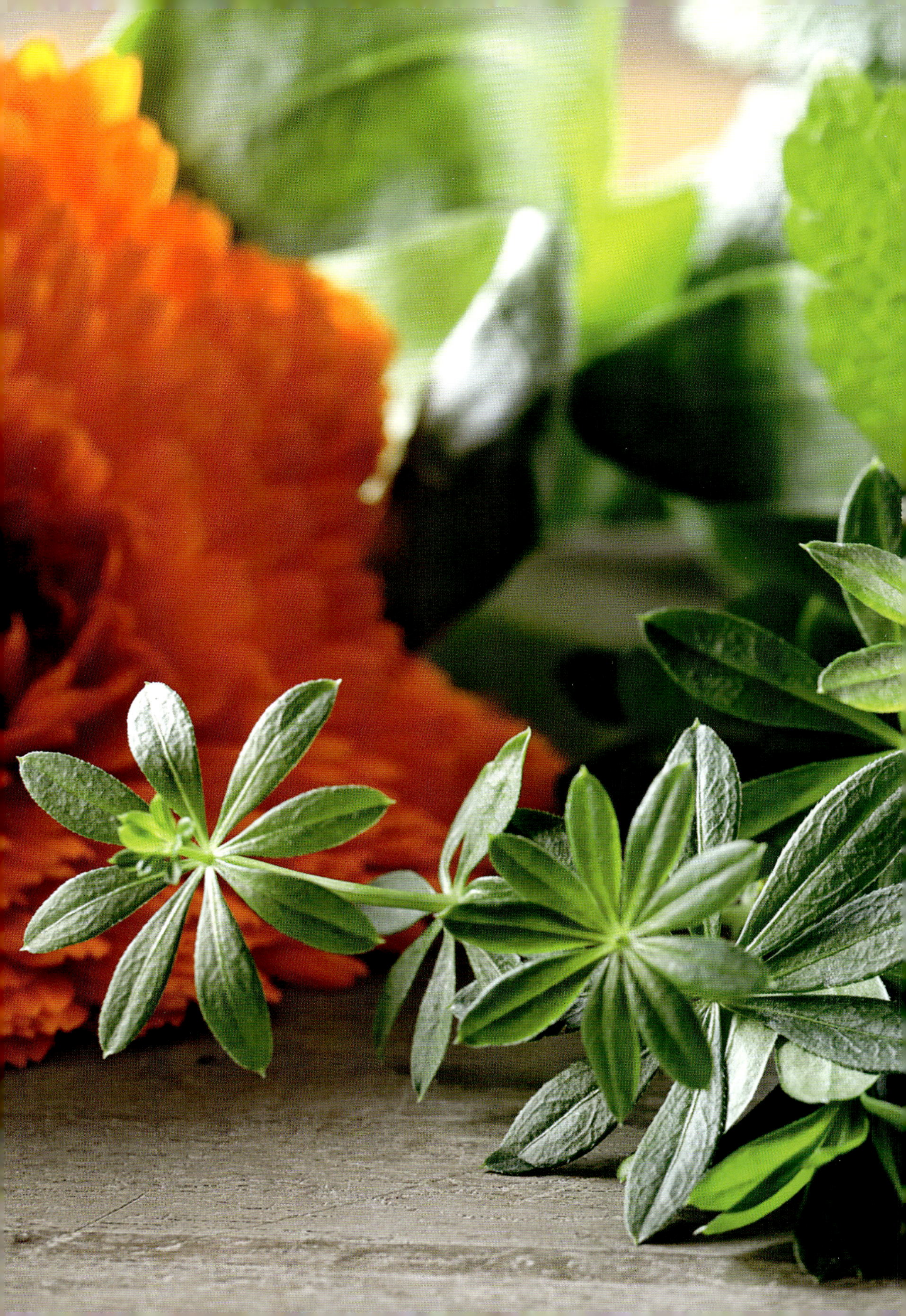

Haut und Seele

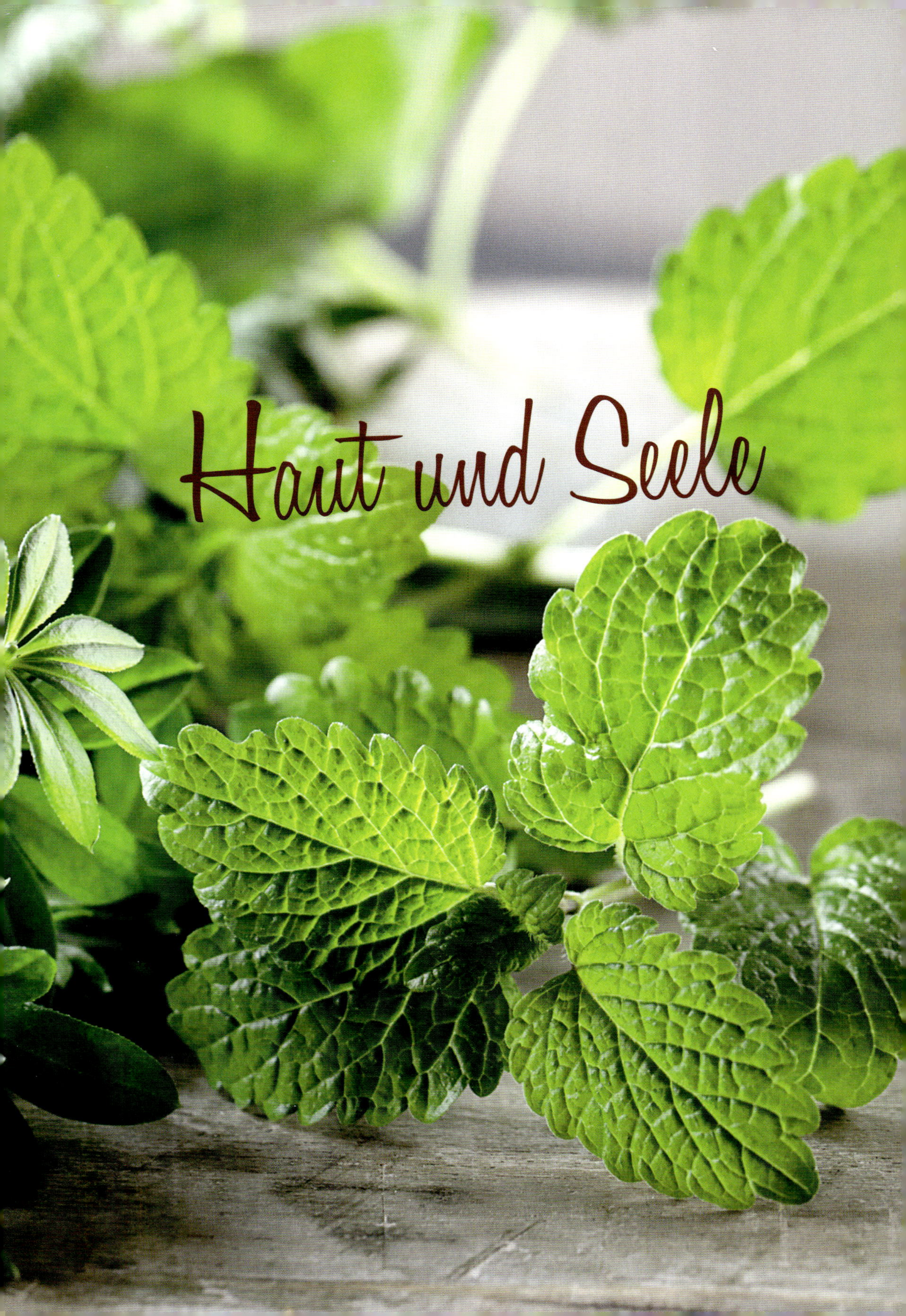

Gesunde schöne Haut

Gesichtspackung Tausendschön

Während meines dreijährigen Aufenthaltes in Indien habe ich viele anmutige Inderinnen getroffen und Geheimnisse der indischen Schönheitspflege erfahren. Dies hier ist ein altes Hausrezept für heiße, trockene Sommertage. Es ist für alle Hauttypen geeignet. Es reinigt die Haut und lässt sie samtweich und strahlend erscheinen.

2 TL Mohnsamen
2 TL Sandelholzpuder (aus dem Asialaden, alternativ kann man auch Heilerde gemischt mit einigen Tropfen ätherischem Sandelholzöl nehmen)
6 Mandeln
etwas Milch
Mörser

So geht's

- Mohn, Sandelholzpuder und Mandeln im Mörser zu Pulver zerreiben.
- Etwa 2–3 TL davon mit so viel Milch verrühren, dass eine dicke Paste entsteht.
- Auf Gesicht und Dekolleté verteilen. 20 Minuten einwirken lassen und mit lauwarmem Wasser abwaschen.

Rezept von Andrea Tellmann

Hautpflegend durch und durch
Mohnsamen und Mandeln sind reich an ungesättigten Fettsäuren. Sie wirken sehr pflegend und regenerierend auf die Hautzellen. Sandelholz gibt Ihnen ein angenehm kühlendes Gefühl auf der Haut, duftet wunderbar und wirkt desinfizierend.

Goldene Gesichtsmaske

Egal, wie arm oder reich, Inderinnen strahlen eine natürliche Würde aus. Sie legen viel Wert auf Schönheitspflege – das hat mich immer beeindruckt. Und dann noch ihr wunderbar gepflegtes Gesicht! Dieses goldgelbe Rezept habe ich von ihnen: Die Maske stimuliert die Hautdurchblutung und macht die Haut weich und geschmeidig.

2 TL Kichererbsenmehl (aus dem Asialaden oder Reformhaus)
1/4 TL Gelbwurz-Pulver (Kurkuma)
1 TL kalte Milch oder Sahne

So geht's

- Alle Zutaten zu einer Paste verarbeiten, auf Gesicht und Dekolleté auftragen und antrocknen lassen.
- Fingerspitzen mit kaltem Wasser befeuchten und die Paste vorsichtig vom Gesicht reiben.
- Gesicht nochmals mit Wasser abwaschen.

Rezept von Andrea Tellmann

Praxistipps aus Indien

Alternativ zu Kichererbsenmehl kann Reismehl verwendet werden. Dieses können Sie auch selbst herstellen: einfach Reiskörner in einem Mixer pulverisieren.
Übrigens: Kurkumapulver pur kann man auf kleine blutende Wunden, wie Schnitt- und Stichverletzungen, geben – es wirkt desinfizierend, blutstillend und wundheilungsfördernd. Es färbt für kurze Zeit die Haut leicht gelb.

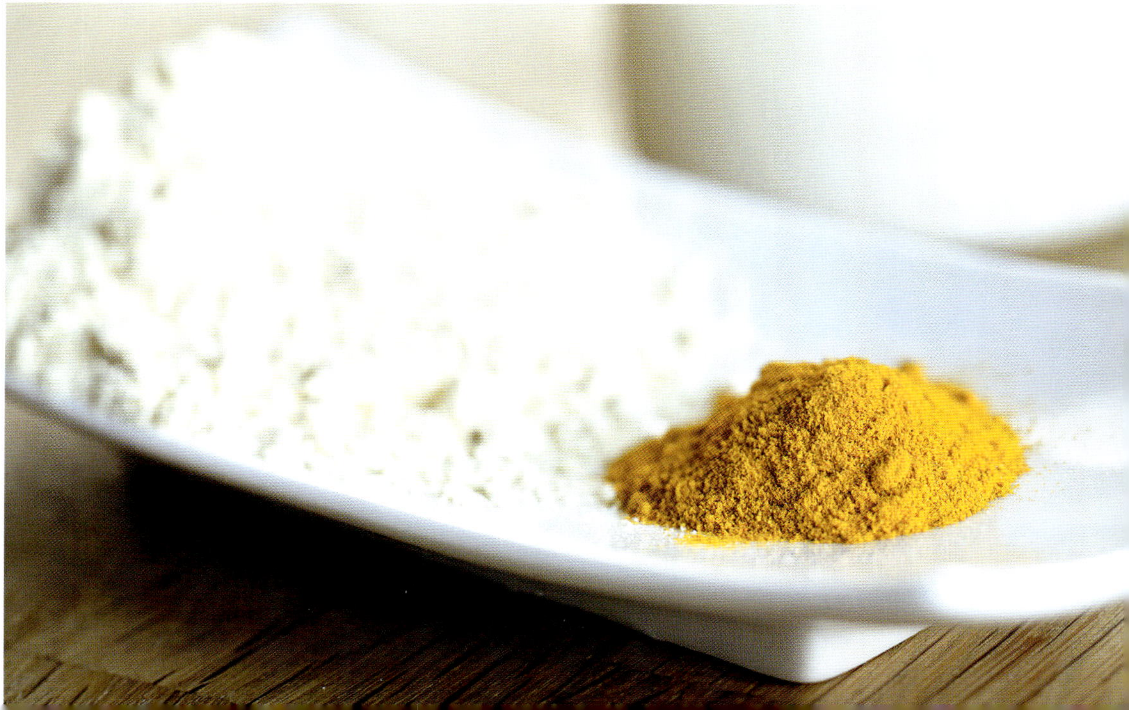

Maharanis Luxus-Reiniger

Mit dieser Komposition aus edlen Zutaten pflegten die indischen Maharanis ihre Haut, die makellos, strahlend und jugendlich aussah – wahrhaftig eine Luxus-Gesichtsreinigung! Noch heute wird Safran kostbaren Hautpflegeprodukten beigefügt.

2–3 Mandeln
etwa 1 EL Rosenwasser
3–4 Safranfäden
feine Reibe, Mörser

So geht's

- Mandeln raspeln, mit so viel Rosenwasser verarbeiten, dass eine Paste entsteht.
- Die Safranfäden in 1 TL warmem Wasser auflösen und dazugeben.
- Paste aufs Gesicht auftragen und eintrocknen lassen.
- Hände befeuchten und das Gesicht vorsichtig massieren, bis die Paste entfernt ist.

Rezept von Andrea Tellmann

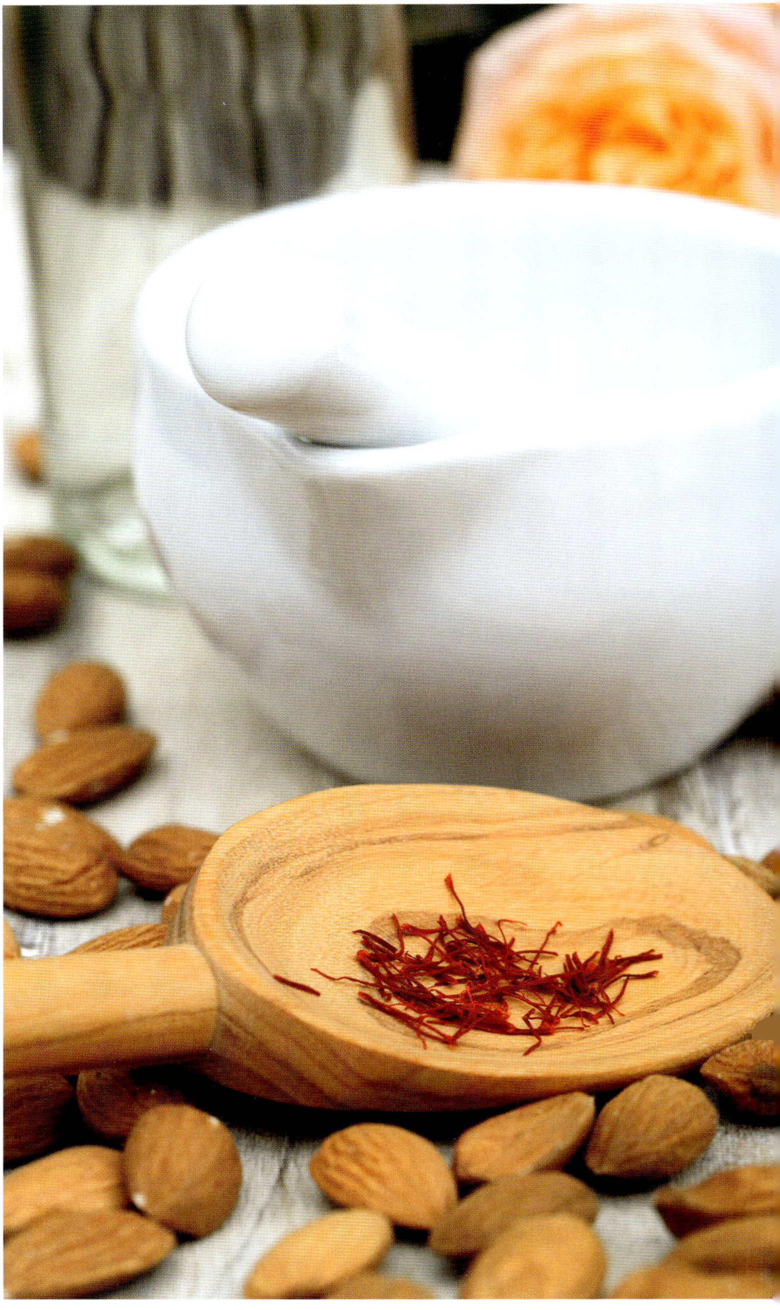

Eine wirklich sinnliche Gesichtsreinigung ist Maharanis Luxus-Reiniger.

Wintergesichtscreme

Dies ist meine Lieblingscreme. Sie besteht aus natürlichen Rohstoffen und Sie können sie sich individuell zusammenstellen. Die Hauptkomponenten sind Wasser und Fett. Die Creme bietet wohltuende Pflege und Schutz, ganz ohne synthetische Konservierungsstoffe.

1 TL Teemischung aus Ringelblumenblüten und Johanniskrautblüten und -blättern
5 g Bienenwachs
5 g Sheabutter
12 g Lanolin
50 g Ringelblumenölauszug (siehe Rezept rechts)
6 g Weizenkeimöl
17 g Jojobaöl
1 TL Ringelblumentinktur (siehe Rezept rechte Seite)
5 Tropfen Sanddornfruchtfleischöl
Mixer, Cremedose (3 x 50 ml), Thermometer

So geht's

- Teemischung mit kochendem Wasser übergießen, abdecken und 10 Minuten ziehen lassen. Dann abgießen.
- Bienenwachs, Sheabutter und Lanolin im Wasserbad schmelzen.
- Ringelblumenölauszug und die beiden Öle hinzufügen. Das Ganze auf 70 °C erhitzen.
- Den Tee separat auf 70 °C erhitzen.
- Haben beide Flüssigkeiten 70 °C erreicht, wird der Teeauszug langsam ins Fett gerührt.
- Die Ringelblumentinktur dazurühren. Die Masse mit dem Mixer rühren, bis sie anfängt fest zu werden. Dann Sanddornfruchtfleischöl unterrühren.
- Die Creme in die sauberen Dosen füllen.
- Bei Bedarf können noch 2 Tropfen ätherische Öle, zum Beispiel Bulgarische Rose, dazugegeben werden.
- Weitere Variationsmöglichkeiten: Statt Ringelblumenöl können Öle anderer Blüten wie Rosen, statt Weizenkeimöl zum Beispiel auch Aprikosenkernöl verwendet werden.

Rezept von Friederike Schäck

So wirkt es

Ringelblumen aktivieren die Kollagenbildung der Haut. Weizenkeimöl ist reich an Vitamin E, was den Alterungsprozess der Haut hinauszögert. Jojobaöl ist ein sehr gutes Feuchtigkeitsschutzmittel, das gut in die Haut eindringt und nicht fettet. Außerdem ist die Gefahr der Ausbreitung von Keimen beim Jojobaöl sehr gering. Das ist wichtig, da diese Creme keine Konservierungsstoffe enthält. Deshalb sollte Jojobaöl auf jeden Fall Bestandteil der Creme sein.

Ringelblumen- und Johanniskrautölauszug

Frisch gepflückte Ringelblumenblüten oder Johanniskrautblüten, -knospen und -samen klein schneiden, in ein Glas füllen und mit einem guten, kalt gepressten Olivenöl auffüllen. Das Glas mit einem Tuch abdecken, an einen warmen Ort stellen und eine Woche stehen lassen. Anschließend durch ein Tuch abgießen.

Ringelblumentinktur

Die klein geschnittenen Ringelblumen, statt wie beim Ölauszug mit Öl, mit 45 %igem Alkohol ansetzen. Das Glas verschließen und drei bis vier Tage stehen lassen. Danach durch ein Tuch abgießen.

Betörende Hautöle

Duftende Hautöle genießen alle Menschen, besonders Frauen pflegen sich gerne damit. Die fetten und die ätherischen Öle pflegen und nähren die Haut, machen sie geschmeidig und gesund. Ein sanfter Hauch des Duftes bleibt auf der Haut und umschmeichelt uns. Solche warmen, milden Duftmischungen bereite ich mir gerne zu.

Rezept 1:
Edle Duftmischung
30 ml Mandelöl
je 3 Tropfen ätherisches Rosenholz- und Sandelholzöl
je 1 Tropfen ätherisches Cardamom- und Zedernöl

Rezept 2:
Exotische Mischung
30 ml Mandelöl
4 Tropfen ätherisches Neroliöl
je 1 Tropfen ätherisches Jasmin-, Vetiver- und Korianderöl

Rezept 3: Ein Duft wie in einem Rosengarten
30 ml Mandelöl
je 3 Tropfen ätherisches Rosen- und Grapefruitöl
je 1 Tropfen ätherisches Geranien- und Zimtrindenöl

Rezept 4:
Holzige Mischung
30 ml Mandelöl
6 Tropfen ätherisches Limettenöl
2 Tropfen ätherisches Sandelholzöl
1 Tropfen ätherisches Vetiveröl

Rezept 5: Kinder-Mischung ab acht Jahren
30 ml Mandelöl
2 Tropfen ätherisches Öl Mandarine rot
je 1 Tropfen ätherisches Rosen- und Benzoeöl

Für alle Rezepte:
Glasfläschchen (30 ml)

So geht's
- Alle Zutaten mischen und in ein Glasfläschchen füllen.
- Sanft in die Haut einmassieren.

Für kleinere Kinder
Zur Hautpflege von Kindern ab sechs Jahren empfehle ich einen Tropfen ätherisches Rosen- oder Lavendelöl in 50 ml Mandelöl zu geben.

Rezept von Margret Demleitner

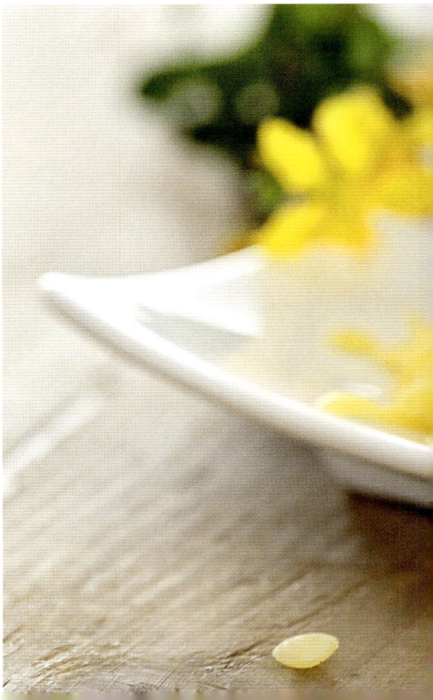

Goldene Blütensalbe

Diese Salbe eignet sich wunderbar für trockene Hände, bei Schrunden und rissiger, wunder Haut, insbesondere in den kalten Monaten. Ringelblume und Johanniskraut wirken entzündungshemmend und wundheilungsfördernd. Sie aktivieren den Hautstoffwechsel und bringen gleichzeitig noch etwas die Sonne des Sommers mit auf die Haut.

je 250 ml Johanniskraut- und Ringelblumenölauszug (siehe Seite 65)
50 g Bienenwachs, geschmolzen
30–50 Tropfen Sanddornfruchtfleischöl
10 Cremedosen (50 ml), Thermometer

So geht's

- Die Ölauszüge und das Bienenwachs mischen und erwärmen, dabei stets etwas rühren. 70 °C dürfen nicht überschritten werden, da sonst die Inhaltsstoffe kaputtgehen.
- Zum Schluss das Sanddornfruchtfleischöl dazurühren.

Rezept von Friederike Schäck

Ein schönes Weihnachtsgeschenk

Die Blütensalbe ist auch ein gutes Geschenk, gerade für die kalte Jahreszeit! Verwandte und Freunde freuen sich, wenn sie zu Weihnachten etwas so Kostbares, Duftendes und Wirksames geschenkt bekommen.

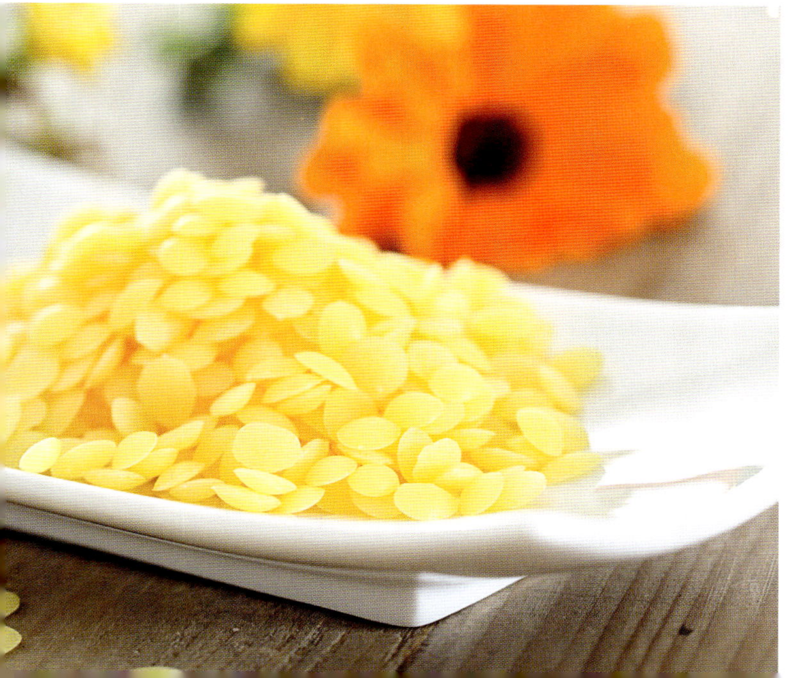

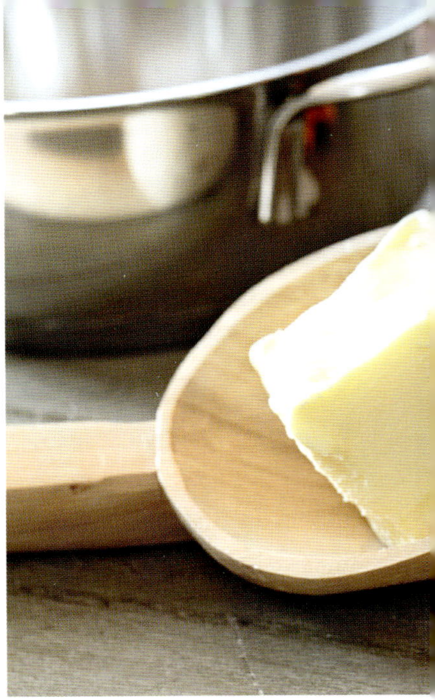

Schnelle Heilsalbe

Wie oft passieren kleinere Verletzungen. Für die erste Hilfe können Sie in diesen Fällen ganz schnell eine Wundheilsalbe herstellen. Sie ist eines meiner Lieblingsrezepte: Sie ist einfach zuzubereiten, fördert die Wundheilung und duftet wunderbar.

Nicht nur bei Verletzungen heilsam
Sie können die Salbe auch für trockene Hände oder rissige Lippen verwenden. Und natürlich auf die gleiche Art andere Heilsalben zubereiten, zum Beispiel eine Brustsalbe mit Thymian. Diese hilft, Husten bei Bronchitis zu lösen.

2 EL Butter, besser noch Butterschmalz oder Ghee
2 EL Ringelblumenblütenblätter
Stofftaschentuch

So geht's

- Blüten in die Butter streuen.
- Alles in einem Topf schmelzen lassen und 5–10 Minuten darin schwenken. Die Butter sollten Sie keinesfalls zu heiß werden lassen, nicht bräunen oder die Blüten gar „frittieren“.
- Wenn genügend Zeit ist, nach dem Erkalten noch ein zweites und ein drittes Mal erwärmen und wieder kalt werden lassen – das erhöht die Wirksamkeit!
- Anschließend durch ein sauberes Taschentuch abfiltern, erkalten und hart werden lassen – fertig ist die Salbe!
- Kühl gestellt sind nicht gebrauchte Salbenreste zwei bis drei Wochen haltbar. Sie können sie auch einfrieren.

Rezept von Ursel Bühring

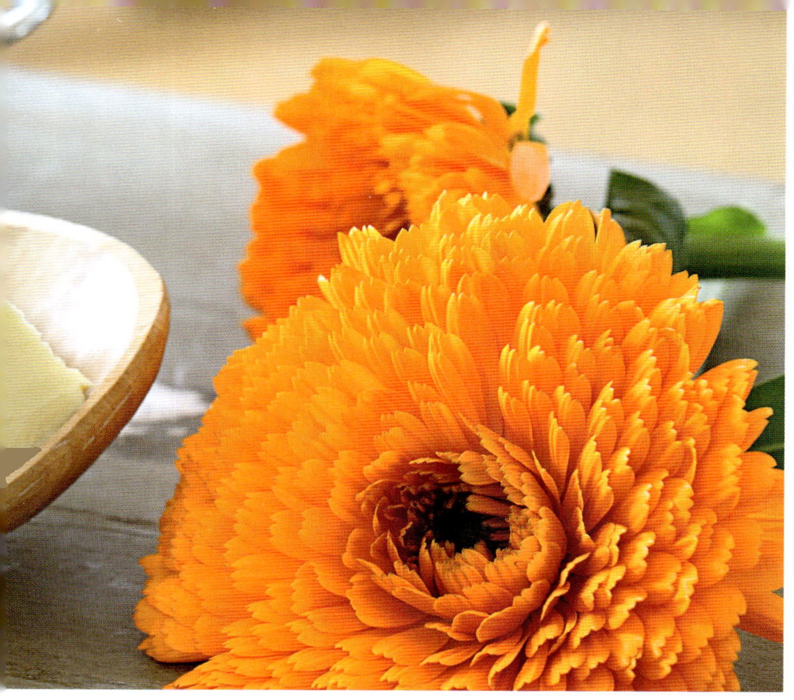

Butter oder Butterschmalz und Ringelblumen – mehr brauchen Sie nicht für die schnelle Heilsalbe.

Neurodermitis-Creme

Kaum zu ertragen ist der quälende Juckreiz bei Neurodermitis. Mit dieser Creme habe ich beste Erfahrungen gemacht, denn sie lindert richtig gut! Und was mir besonders wichtig ist: Das Wirksame fühlt sich obendrein so angenehm an, man duftet danach wunderbar. Wie ein kleines Zaubermittel schenkt die Creme Wohlbefinden.

30 ml Sheabutter
20 ml Nachtkerzenöl
5 Tropfen Sanddornfruchtfleischöl
4 Tropfen ätherisches Sandelholzöl
je 1 Tropfen ätherisches Lavendel- sowie Rosen- oder Rosengeranienöl
Cremedöschen (50 ml)

So geht's

- Die Sheabutter im Wasserbad erwärmen, bis sie flüssig ist.
- Nachtkerzen- und Sanddornfruchtfleischöl zufügen.
- Kurz vor dem Erkalten die ätherischen Öle einrühren.
- Mehrmals täglich die erkrankten Stellen damit behandeln.

Das Gute an dieser Creme

Sie ist so schnell zubereitet. Und sie wirkt natürlich nicht nur bei Neurodermitishaut, sondern sie nährt und pflegt jede empfindliche, sensible, trockene Haut. Sie könnten also ruhig mehrere Döschen zubereiten.

Rezept von Margret Demleitner

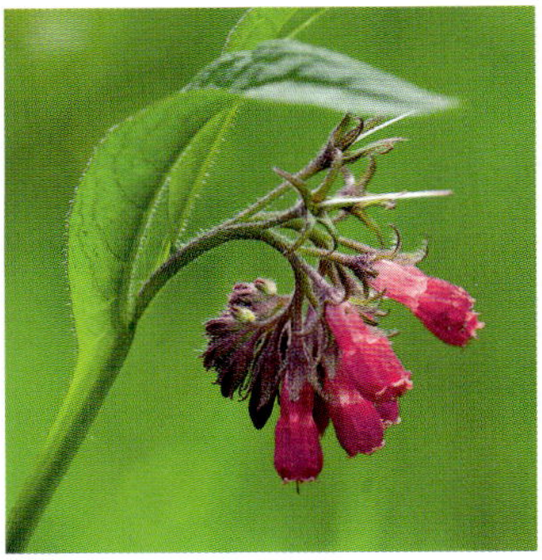

BEINWELLTINKTUR

1 frische Beinwellwurzel, sauber geschrubbt und sehr klein geschnitten
Wodka
1 helles Schraubglas, Tinkturen-Fläschchen

SO GEHT'S

- Das Glas bis oben hin mit den Beinwellwurzelstücken füllen.
- Mit Wodka übergießen. Die Wurzelstücke müssen vollständig vom Alkohol bedeckt sein, deshalb lieber ein kleineres Glas verwenden, dieses dafür ganz voll füllen.
- Drei Wochen stehen lassen, dabei regelmäßig schütteln.
- Danach in Fläschchen abgießen und beschriften.

KÜHLES GEL

Dieses kühlende Gel ist genau das Richtige zum Lindern bei Gelenkentzündung, Überdehnung, Verstauchung, Bluterguss oder Sehnenscheidenentzündung, genauso bei müden Beinen. Ich habe es immer in meiner Hausapotheke! Aber Beinwellgel kann noch mehr: Es tut als feuchtigkeitsspendende Maske empfindlicher, entzündeter Haut gut.

1 TL (5 ml) 70 %ige Beinwelltinktur (siehe links)
knapp 1/2 TL (0,5 g) Xanthan transparent
40 g Beinwell-Tee (siehe Kasten unten)
4 Tropfen ätherisches Lavendelöl
1 TL (2 g) Ringelblumenöl
Cremetöpfchen oder Tube (50 ml)
Glasstab zum Umrühren

SO GEHT'S

- Die Pflanzentinktur mit dem Xanthan in einem Cremetöpfchen mit dem Glasstab gut verrühren. Diese Mischung einige Minuten quellen lassen.
- Den Kräutertee dazurühren.
- Das ätherische Lavendelöl und das Ringelblumenöl dazurühren. Zum Schluss das Töpfchen gut verschließen und schütteln.
- Mit der konservierend wirkenden Pflanzentinktur ist das Gel etwa vier Wochen haltbar.

Rezept von Pia Hess

BEINWELLTEE

Frische oder getrocknete Beinwell-Wurzelstücke einige Stunden in kaltem Wasser ziehen lassen, 5–10 Minuten leicht köcheln, dann abgießen und vor dem Verarbeiten abkühlen lassen.

Das Kühle Gel ist ein Allrounder für Gelenke und Haut.

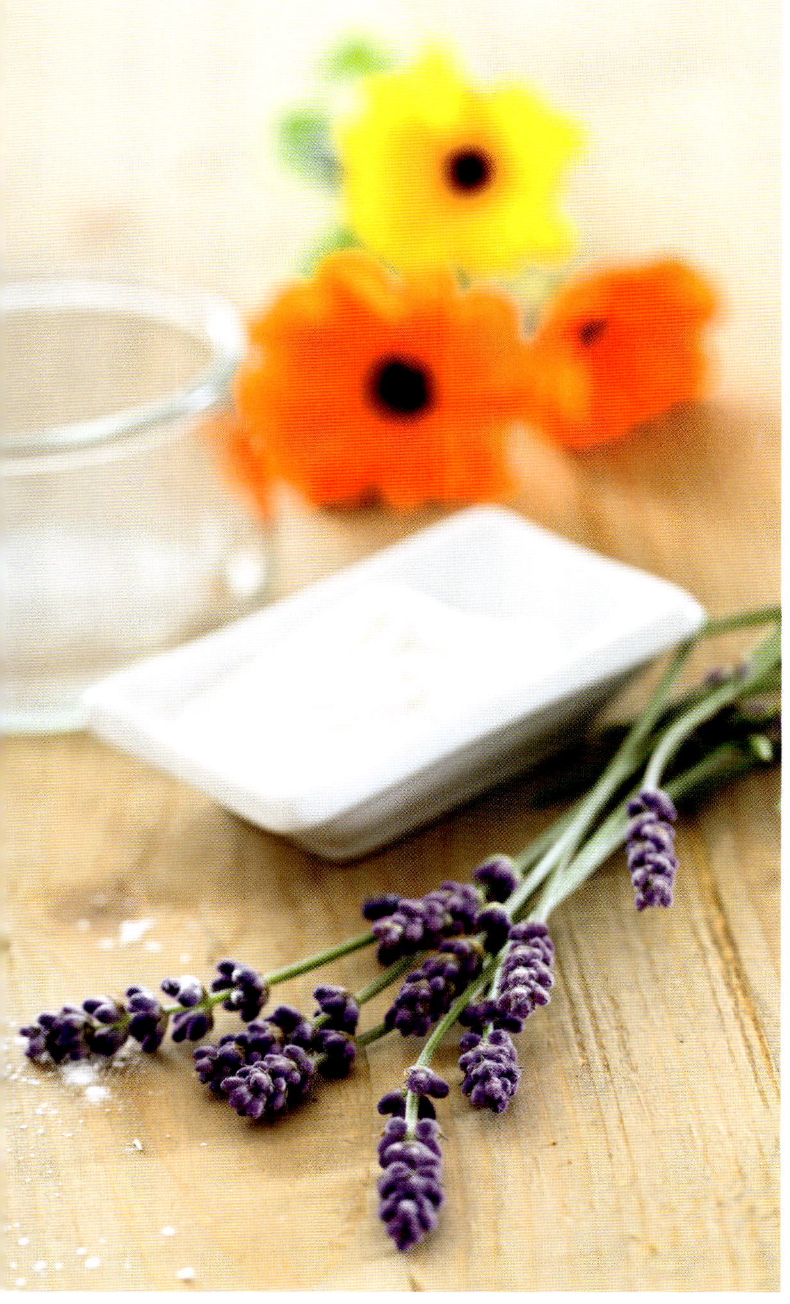

HÄMATOMÖL

Blaue Flecken können lästig sein, sie verschwinden aber ohne Behandlung. Wenn es allerdings zu einem starken Bluterguss (Hämatom) kommt, ist eine Behandlung nötig. Ein sehr bewährtes Rezept ist das auch in vielen Klinken verwendete Hämatomöl, und die Teilnehmerinnen meiner Heilpflanzenkurse sind zu Recht ganz „scharf" auf dieses Rezept.

50 ml Mandelöl
20 Tropfen ätherisches Immortelleöl
je 10 Tropfen ätherisches Lavendel- sowie Cajeput- oder Cistrosenöl
Glasfläschchen (50 ml)

SO GEHT'S

- Die ätherischen Öle in das Mandelöl träufeln und mehrmals täglich die Hämatome damit vorsichtig einreiben. Die Hämatome entfärben sich schnell und verschwinden zusammen mit dem Schmerz.

Rezept von Margret Demleitner

Kamillenbad für Gartenhände

Hier kommt schnelle Hilfe bei Verletzungen durch Dornen, bei beginnender Nagelbettvereiterung oder eingewachsenem Zehennagel – in Form eines Reinigungsbades. Ich habe es schon oft mit Erfolg angewendet, wenn ich nach der Gartenarbeit kleine Verletzungen hatte.

Warum Seifenlauge?
Eitererreger mögen kein basisches Milieu, sie werden in ihrem Wachstum enorm gehemmt. Die Haut wird davon schön weich. Somit kann ein Dorn oder eine Verschmutzung austreten und die Wunde wird tief gereinigt. Sollte sich die Wunde verschlechtern, bitte den Arzt aufsuchen. Verwenden Sie das Bad nicht bei blutenden Wunden.

Für ein Finger-, Zehen- oder Handbad
1–2 TL Kamillenblüten
1 EL Kernseife, geraspelt

So geht's
- Die Kamillenblüten mit 125 ml heißem Wasser überbrühen, 7 Minuten bedeckt ziehen lassen, dann abgießen.
- In der Zwischenzeit die Kernseifenflocken in eine Schüssel (Durchmesser etwa 20 cm) geben. Mit dem heißen Kamillentee übergießen, Seife durch Rühren auflösen.
- Das Bad auf Körperwärme abkühlen lassen und Finger, Zehen oder die Hand 10–15 Minuten darin baden.
- Danach Seife unter fließendem Wasser abwaschen und abtrocknen.
- Bei akuten Verletzungen ein- bis zweimal täglich anwenden, über maximal drei Tage.

Rezept von Anita Halter

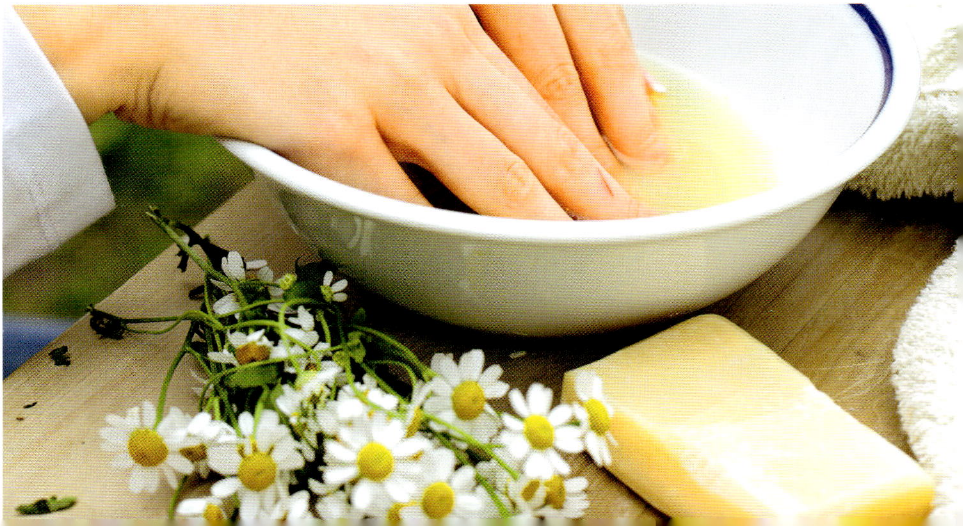

Akne-Creme

Für die Behandlung von Akne gibt es wenig gute Cremes. Dieses Rezept ist angenehm, weil es die Haut nicht austrocknet und gleichzeitig entzündungshemmend und antibakteriell wirkt. Es hilft nicht nur bei Hautunreinheiten, sondern auch bei kleineren Ekzemen und Windeldermatitis. Sie erhalten alle Zutaten in der Apotheke.

30 ml Ringelblumenöl
10 g Adeps lanae anhydricum (wasserfreies Wollfett)
je 4 g Bienenwachs und Cetylalkohol (als Emulgator)
40 ml Stiefmütterchentinktur
5 Tropfen Teebaumöl
Mixer, Thermometer, Salbendose (100 ml)

So geht's

- Über dem kochenden Wasserbad in einem hitzebeständigen Gefäß, zum Beispiel einem Glaszylinder, kleinerem Topf oder Schüssel, erst das Wollfett, dann das Wachs mit dem Cetylalkohol schmelzen.
- Sobald die Zutaten geschmolzen sind, das Ringelblumenöl hinzufügen. Die Mischung auf 60 °C erwärmen.
- In einem zweiten Wasserbad die Stiefmütterchentinktur ebenfalls auf 60 °C erwärmen.
- Die fette Mischung von der Herdplatte nehmen und die warme Stiefmütterchentinktur auf kleinster Stufe mit dem Handmixer einrühren. Solange weiterrühren, bis die Mischung handwarm ist. Dann das Teebaumöl hineintropfen und umrühren.
- Die Creme in den Salbentiegel füllen. Wenn sie abgekühlt ist, den Deckel aufschrauben.
- Im Kühlschrank hält sich die Creme etwa ein Jahr. Bei Anbruch und Zimmertemperatur etwa sechs Monate.

Rezept von Michaela Girsch

Tipps für den Einkauf

Achten Sie beim Kauf von Teebaumöl auf gute Qualität und bewahren Sie angebrochene Flaschen nicht länger als sechs Monate auf, da Teebaumöl schnell oxidiert und dann hautreizend wirkt.
Wenn Sie Stiefmütterchentinktur nicht so leicht bekommen können, greifen Sie stattdessen zu Kamillentinktur oder Hamameliswasser.

Für starke Nerven

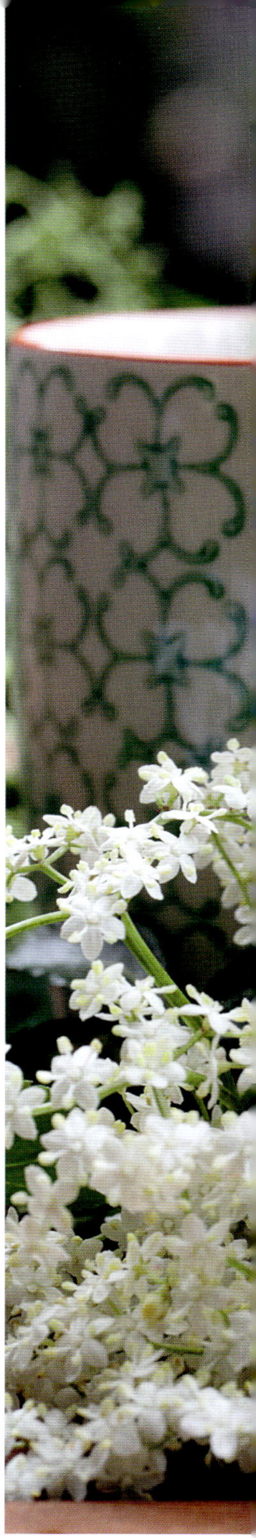

Stärkender Nerventee

Wenn Ihre Nerven wieder einmal blank liegen und Sie eine Extraportion Streicheleinheiten benötigen, dann ist diese Teemischung genau das Richtige. Die Zutaten sind allesamt nervenstärkend und schmecken zudem sehr angenehm. Möge der Tee Ihnen gut tun!

Für eine 100-g-Teemischung

- je 20 g getrocknetes Waldmeisterkraut, Zitronenverbeneblätter und Rosenwurzwurzel, klein geschnitten
- je 15 g getrocknete Holunderblüten und Johanniskraut
- 10 g getrocknete Lavendelblüten
- Mörser

So geht's

- Pro Portion 3–4 g der getrockneten Teekräuter in den Mörser geben und verreiben, dadurch kann sich das Aroma optimal entwickeln.
- Die verriebenen Kräuter lose in eine Teekanne geben, 1 Liter Wasser aufkochen und erst nach 2–3 Minuten über die Kräuter gießen. Zu heißes Wasser verdampft die ätherischen Öle. Teekanne mit Deckel verschließen.
- Tee ungefähr 5–7 Minuten ziehen lassen.
- Die am Deckel anhaftenden Wassertropfen mit den ätherischen Ölen in die Teekanne abschütteln und den Tee durch ein feines Küchensieb abgießen.
- Nach Wunsch mit mildem Honig süßen und über den Tag verteilt drei bis vier Tassen trinken.

Rezept von Cornelia Stern

Rosenwurz

Die getrockneten Wurzeln der Rosenwurz sind nicht ganz einfach erhältlich – versuchen Sie es in Ihrer Apotheke oder über spezielle Teeanbieter. Sie können die Pflanze auch im eigenen Garten anbauen. Ansonsten wirkt die Teemischung auch ohne Rosenwurz.

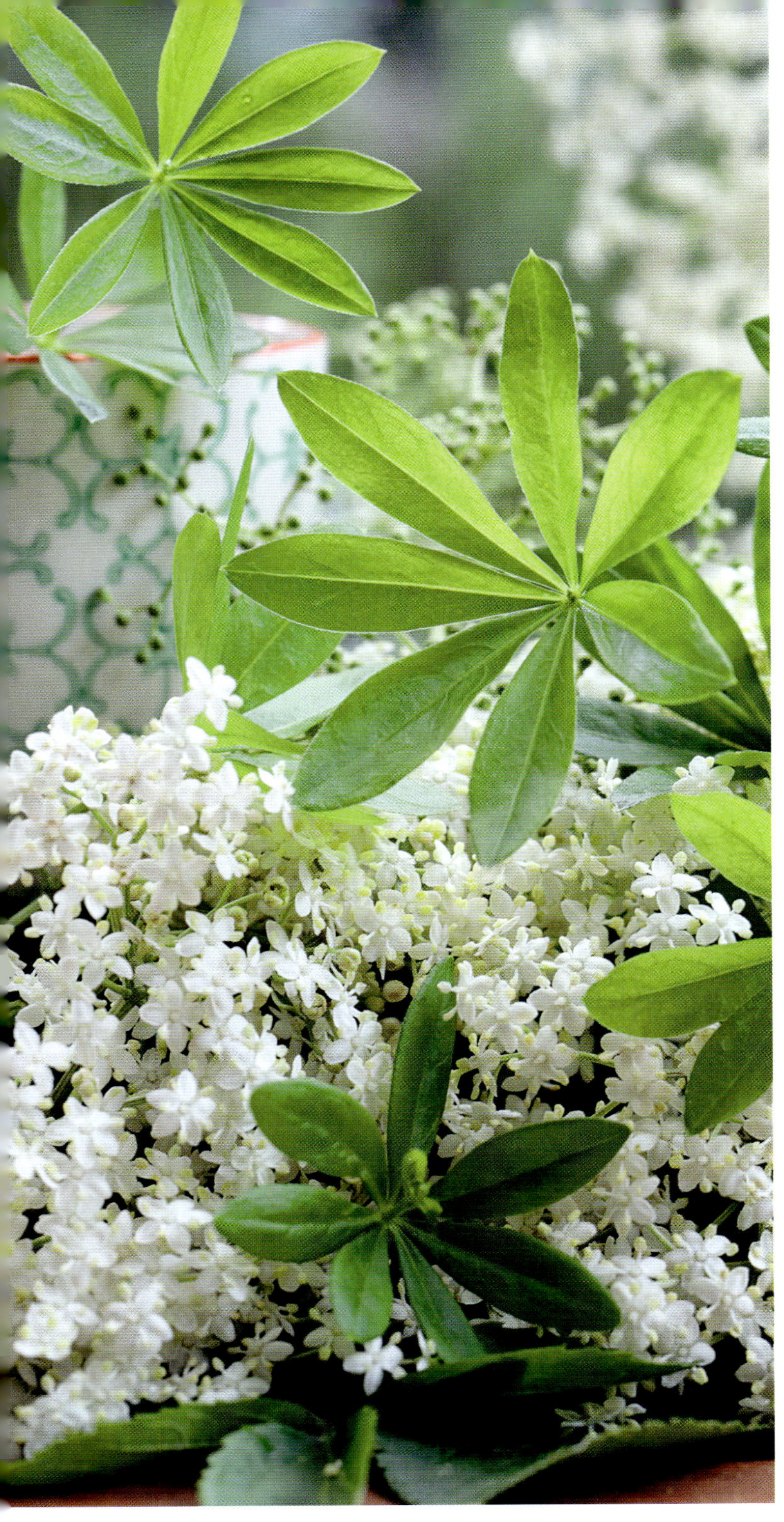

Schmeckt gut und tut gut: Der stärkende Nerventee mit Waldmeister und Holunderblüten.

Stressless-Bad

Gibt es etwas Angenehmeres als ein warmes Bad zur Entspannung? Nach einem stressigen Tag einfach für 15 Minuten in ein warmes Bad eintauchen, danach ins Bett gehen – und in einen tiefen Schlaf fallen.

je 3 Tropfen ätherisches Bergamotte- und Rosenholzöl
2 Tropfen ätherisches Benzoe- oder Vanilleöl
1 Tropfen ätherisches Rosenöl
10–20 ml Sahne

So geht's

- Die ätherischen Öle in die Sahne geben, die Mischung in die gefüllte Badewanne gießen.
- Ein Bad, das auch Kleopatra genossen hätte.

Für erholsamen Schlaf

Wer wegen Stress nicht mehr schlafen kann, genießt folgende Mischung: je 3 Tropfen ätherisches Lavendel- und Majoranöl, 1 Tropfen ätherisches Zimtöl. Die Öle in Sahne geben wie beim Rezept oben beschrieben, und der Schlaf lässt nicht lange auf sich warten.

Rezept von Margret Demleitner

RÄUCHERMISCHUNG GEGEN STRESS

Räuchern hat eine lange Tradition und wurde von Menschen immer dann eingesetzt, wenn spezielle Momente im Leben anstehen. Ich selber verwende diese Mischung gerne, um mich aus dem Alltag auszuklinken, und sie tut mir gut. Ich wünsche Ihnen, dass Sie mit der Räuchermischung dieselbe Ruhe in unserer unruhigen Zeit erfahren!

FÜR 2–3 RÄUCHERUNGEN

je 2 TL getrocknete Lavendel- und Rosenblüten
1/2 Zimtstange
1 kleiner getrockneter Wacholderzweig, klein geschnitten
je 1 TL getrocknete Rosmarinnadeln und Beifußkraut mit Blüten
Mörser, große Schale, Räucher-Stövchen mit Teelicht

SO GEHT'S

- Die Zutaten portionsweise in den Mörser geben und verreiben. Alles in einer großen Schale gut mischen.
- Teelicht im Räucher-Stövchen anzünden und 2–3 Prisen der Räuchermischung auf das Sieb legen.
- Bei zu viel Rauchentwicklung das Räucherwerk vorsichtig etwas zur Seite schieben. Achtung, das Sieb wird heiß!
- Setzen Sie sich entspannt vor das Stövchen: einfach die Augen schließen, regelmäßig ein- und ausatmen – und zur Ruhe kommen.

AROMAGESCHÜTZT

Bewahren Sie die Räuchermischung in einer luftdichten Teedose auf. So bleibt sie mit ihren ätherischen Ölen über drei bis vier Wochen aromatisch duftend und wirksam.

Rezept von Cornelia Stern

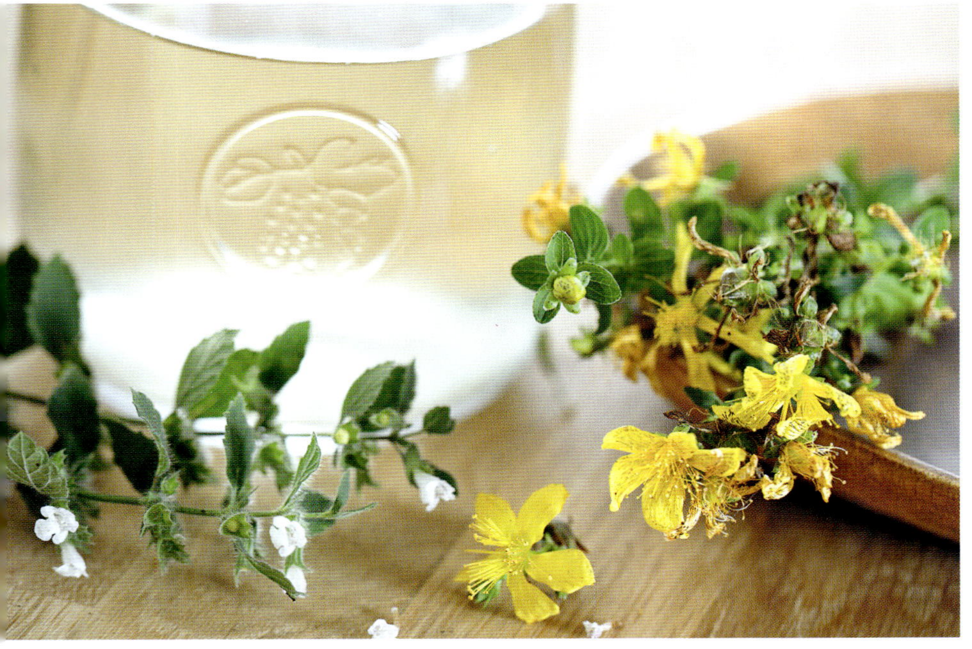

Schlafwein

Das Einschlafen kann zur Qual werden, wenn man weiß, dass man sich von einer Seite auf die andere wälzen wird. Es gibt immer wieder Zeiten, in denen man innerlich so angespannt ist, dass das Abschalten schwer fällt. Und das ist Voraussetzung, um in den Schlaf zu finden. Wenn das Schäfchenzählen nicht mehr ausreicht, hilft sicher dieses Rezept.

700 ml trockener oder halbtrockener Weißwein
10 g Melissenblätter
je 5 g Johanniskraut und Orangenblüten
3 g Weißdornblüten
Schraubglas

So geht's

- Die Kräuter in ein großes Glas füllen, mit dem Wein aufgießen und zehn Tage bei Zimmertemperatur stehen lassen, dabei täglich schütteln. Durch ein Tuch oder Kaffeefilter abgießen, dunkel und kühl aufbewahren.
- Abends vor dem Schlafen ein Likörgläschen trinken.
- Der Schlafwein hält sich etwa zwei bis drei Wochen.

Rezept von Michaela Girsch

Bitte nur likörglasweise!
Sie können den Schlafwein auch, wenn Sie nicht unter Schlafstörungen leiden, trinken. Er dient ebenfalls zur Nervenstärkung.

Melissengeist

Wenn das Gedankenkarussell kreist und die Nerven blank liegen, reagiert man häufig auch auf körperlicher Ebene. Während der eine Kopfschmerzen bekommt, klagt der nächste über nervöse Herzbeschwerden, wieder ein anderer leidet unter Bauchweh. Melissengeist beruhigt die Nerven und hilft bei nervös bedingten Verdauungsbeschwerden, Kopfweh oder Herzstolpern.

Von alters her
Der Melissengeist hatte seine Hochzeit zur Zeit der ansteckenden Epidemien im Mittelalter. Aufgrund seiner aromatischen Heilpflanzen wirkt er auch keimwidrig und kann vor Ansteckungen schützen. Daher kann er in Erkältungszeiten vorbeugend eingenommen werden: Hierfür dreimal täglich 20–30 Tropfen in etwas Wasser einnehmen.

Für etwa 1 Liter
20 g Melissenblätter
5 g Engelwurzwurzeln
je 3 g Gewürznelken und Koriandersamen
10 g Pomeranzenschale
je 3 g Zimtstange und frisch geriebene Muskatnuss
15 g frische Bio-Zitronenschale
1 l 50–60 %iger Schnaps (so hochprozentig, damit die ätherischen Öle optimal extrahiert werden können)
Mörser, großes, weithalsiges Glas

So geht's
- Engelwurz, Nelke, Koriander und Pomeranzenschale im Mörser anstoßen, Zimt auseinanderbröseln, Zitronenschale klein schneiden. Mit den restlichen Zutaten in ein großes Glas füllen und den Alkohol darübergießen.
- 14 Tage bei Raumtemperatur ausziehen lassen, dann durch ein Tuch oder einen Kaffeefilter abgießen.
- Bei Beschwerden in stressigen Zeiten dreimal täglich 20–30 Tropfen in etwas Wasser geben und als Kur über vier bis sechs Wochen trinken. Bei Kopfschmerzen äußerlich anwenden, also Stirn und Schläfen damit einreiben oder als Stirnauflage verwenden. Dazu 1 TL der Tinktur auf ein feuchtes Tuch geben und 10 Minuten auflegen.
- Dunkel und kühl aufbewahrt hält sich der Melissengeist mindestens ein Jahr.

Rezept von Michaela Girsch

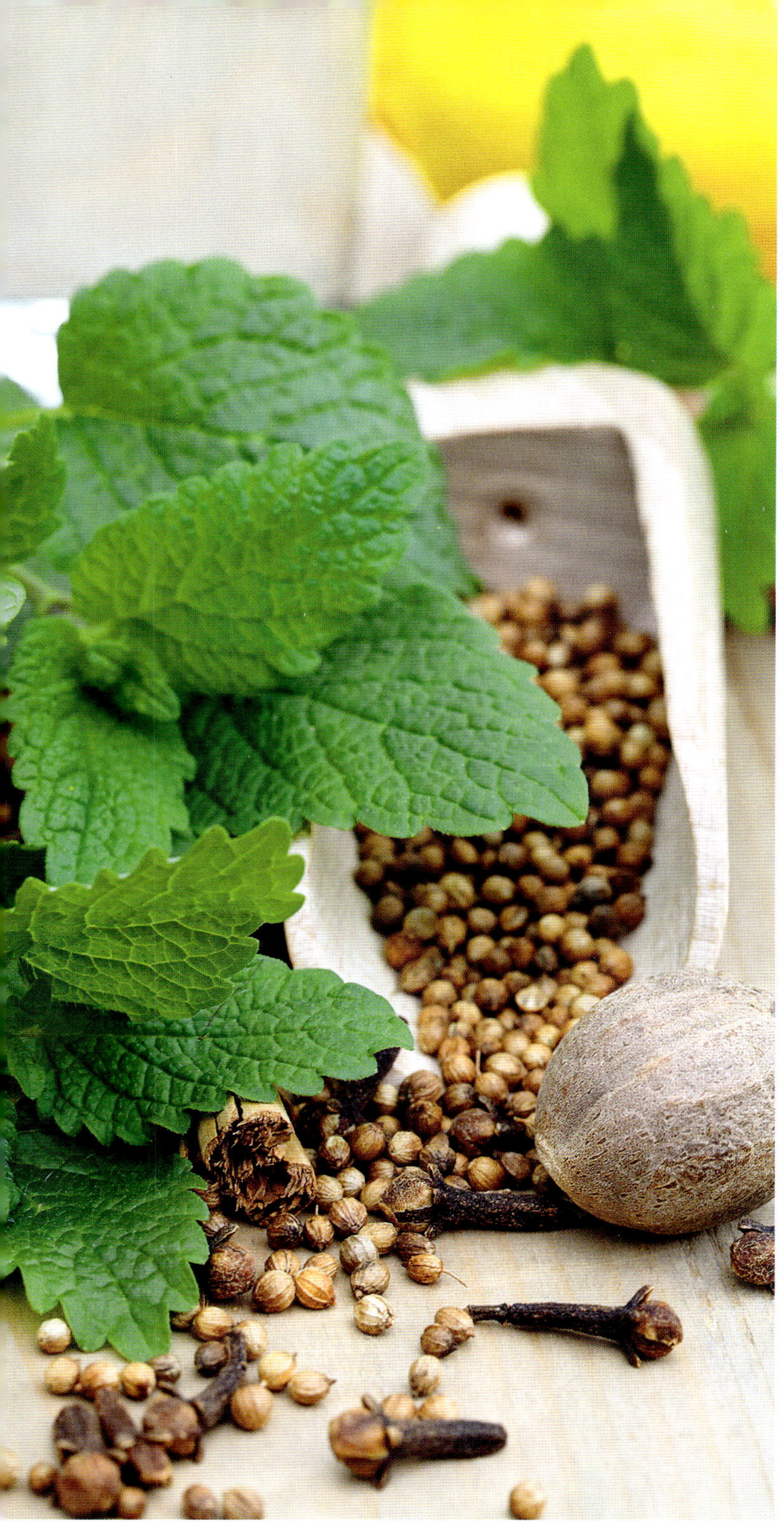

Nicht nur beruhigend, sondern auch wunderbar aromatisch wird der Melissengeist.

Konzentrationstee

Wer erschöpft und ausgelaugt ist, greift meist zu Kaffee oder Schwarztee, um den Tag zu überstehen – und wird dabei eher nervös und noch angespannter. Trinken Sie stattdessen einen Kräutertee, der ohne Nebenwirkungen wach macht, stärkt und kräftigt. Dass es wirkt, bestätigen die Heilpflanzenschüler!

Für eine 100-g-Teemischung

60 g Basilikumblätter, am besten selbst geerntet und getrocknet, gerne verschiedene Arten wie Tulsi-, Thai- oder Afrikanisches Basilikum, Strauch-, Limonen- oder Griechisches Basilikum
je 20 g Grüntee- und Rosmarinblätter

So geht's

- Pro Tasse 1 TL der Mischung mit einer Tasse heißem Wasser überbrühen.
- 10 Minuten bedeckt ziehen lassen, abgießen.
- Nach Wunsch mit Honig süßen und morgens und nachmittags eine Tasse, bei Bedarf auch mehr trinken.

Rezept von Ursel Bühring

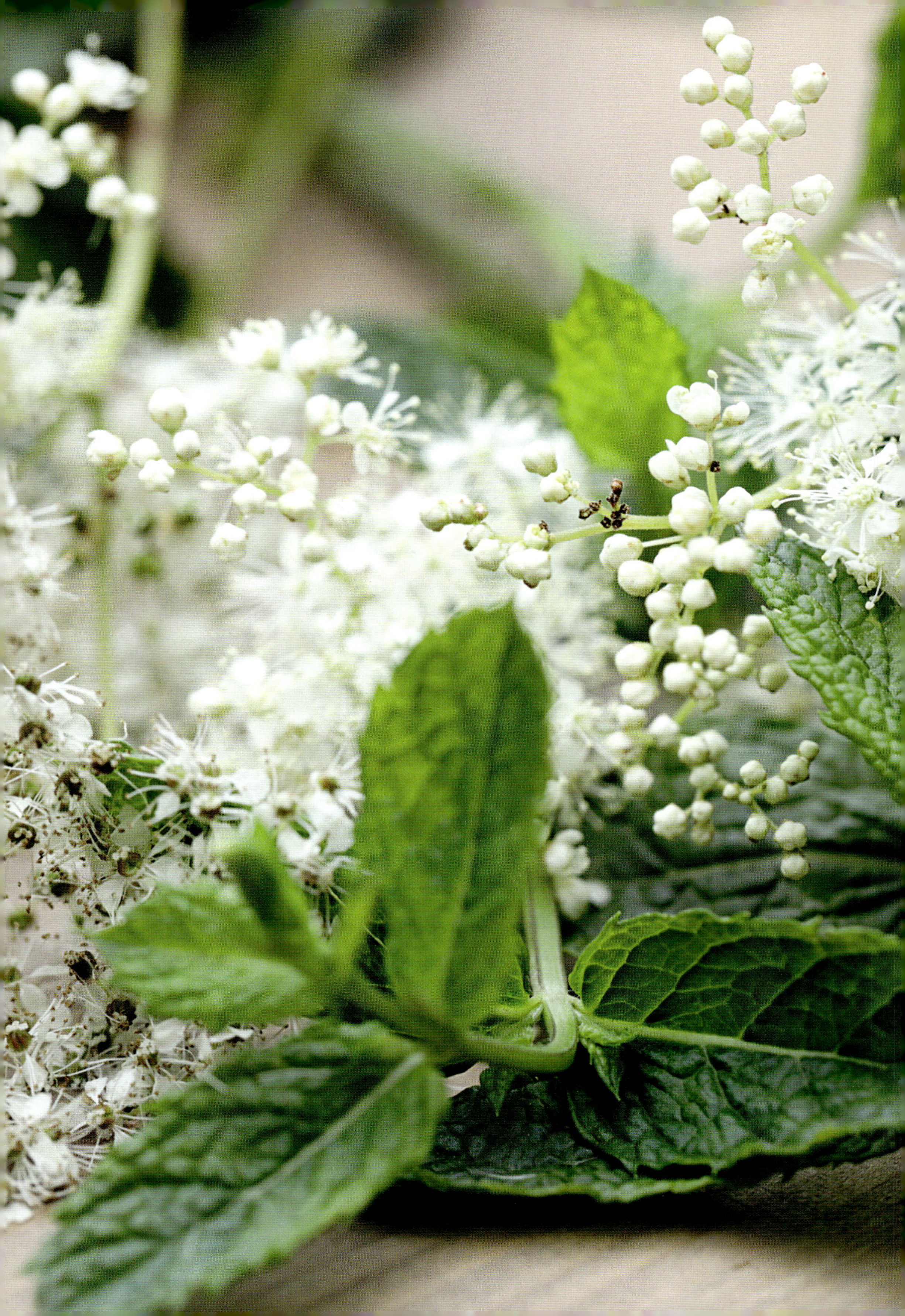

Schmerz, Herz und Kreislauf

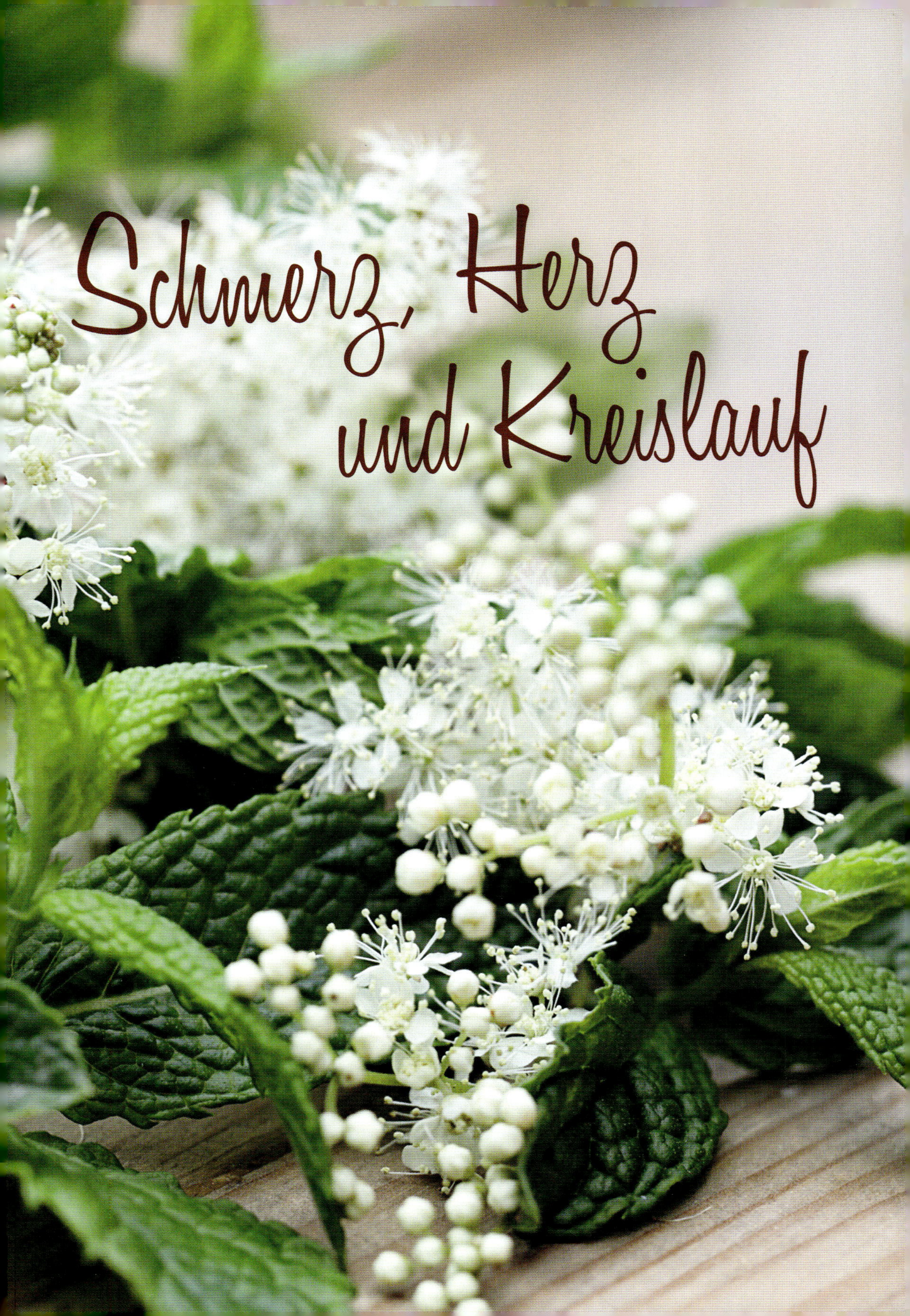

Kopfweh

Von Kopf zu Fuss

Menschen mit Kopfschmerzen leiden oft unter eiskalten Füßen. Wenn Sie auch dazu gehören, probieren Sie meinen Tipp aus: ein warmes, ansteigendes Fußbad mit Ingwer. Das tut gut und kann beginnende Kopfschmerzen verjagen.

1 kleinere Bio-Ingwerknolle
1 l heißes Wasser
Fußbadewanne oder Putzeimer, Thermometer, Wollsocken

So geht's

- Ingwer reiben, mit 1 Liter heißem Wasser überbrühen und bedeckt 10 Minuten ziehen lassen.
- In die Fußbadewanne gießen und mit kaltem Wasser auf 35 °C runterkühlen.
- Füße hineinstellen und während der 10–15-minütigen Badedauer immer wieder kleine Mengen heißes Wasser zugeben und so die Temperatur langsam bis auf 40–41 °C steigern.
- Anschließend die Füße nur grob abtrocknen, dicke Wollsocken anziehen und im Bett 30 Minuten nachruhen.

Rezept von Ursel Bühring

Ab in die Wanne!

Auch das tut gut und beugt Kopfweh vor: bis zum Hals in 38 °C warmes Wasser eintauchen und 15 Minuten die schwerelose Entspannung genießen.

Bewährter Kneipp-Tipp

Die Unterarme für wenige Minuten in kaltes Wasser tauchen und danach kräftig abrubbeln.

Tropen-Tipp

Eine meiner Kursteilnehmerinnen der Heilpflanzenschule, sie stammt aus Malaysia, empfahl mir diesen Tipp aus ihrer Heimat: Die Schläfen mit einer frisch angeschnittenen Ingwerscheibe einreiben beugt Kopfweh vor.

Fussbad bei Kopfweh?

Warum etwas für die Füße, wo doch der Kopf weh tut? Ein Fußbad hilft beim Entspannen und verbessert reflektorisch die Kopfdurchblutung – das erklärt man sich durch Ableitung von Blut aus dem „überfüllten" Kopf in die untere Extremität.

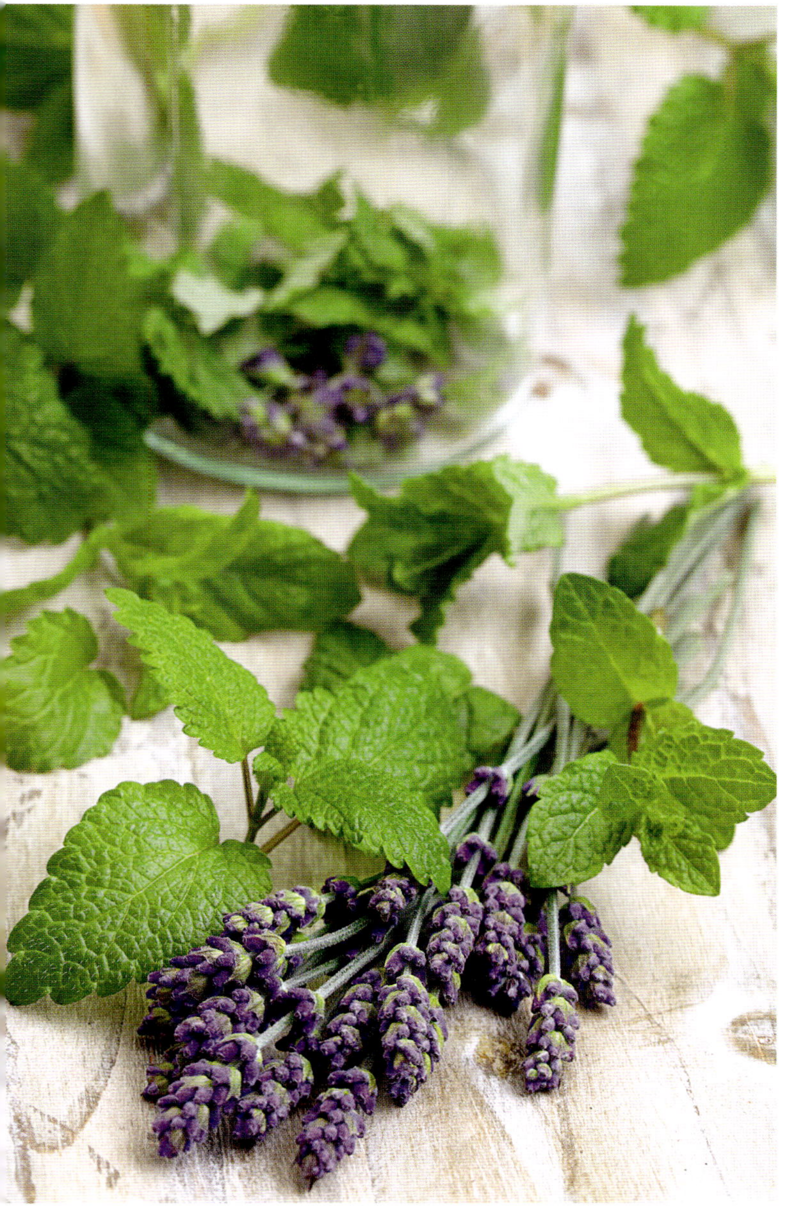

Könnte zum Muss in Ihrer Hausapotheke werden: die Kopfwehtinktur aus der Freiburger Heilpflanzenschule.

FHS-Kopfweh-Tinktur

Diese Rezeptur hatte ich ganz zu Beginn der „FHS“, der Freiburger Heilpflanzenschule, entwickelt, und weil sie sich so bewährt hat, hatten wir sie immer vorrätig.

je 2 EL frische Pfefferminz- und Melissenblätter sowie Mutterkraut-Kraut und Lavendelblüten
100 ml Wodka
helles Schraubglas
2 Tropfflaschen (jeweils 50 ml)

So geht's

- Alle Pflanzen klein schneiden und zusätzlich noch fein mörsern.
- Zusammen mit dem Alkohol in das Glas füllen.
- Zwei bis drei Wochen stehen lassen, regelmäßig schütteln.
- Anschließend in die Tropffläschchen abfiltern und diese beschriften.
- Vorbeugend bzw. bei beginnenden Kopfschmerzen dreimal täglich 20 Tropfen einnehmen. Im Akutfall 30–40 Tropfen einnehmen.

Rezept von Ursel Bühring

Johannis-Lavendel-Öl

Mein Ölauszug ist nicht nur ein wärmendes, entspannendes Öl, sondern auch ein vorzügliches Wundöl und ein hilfreiches Einreibemittel bei Prellungen, Muskelverspannungen und Nervenschmerzen. Hier verbinden sich zwei klassische Nervenheilmittel, die die Kraft des Sommers und der Sonne in sich tragen.

Für 1 Liter

100 g frisches Johanniskraut, blühend (siehe Kasten)
75 g frische Lavendelblüten
1 l bestes Bio-Olivenöl
Großes Glasgefäß, Wiegemesser, Stück Fliegengaze, dunkle Flasche (1 l)

So geht's

- Die frischen Kräuter mit dem Wiegemesser zerkleinern und mit Öl übergießen. Mit einer Fliegengaze bedecken, damit überschüssiges Wasser verdunsten kann.
- An einem warmen, halbschattigen Platz eine Woche lang ausziehen lassen und dabei mehrmals täglich umrühren.
- Durch ein Feinsieb abfiltern und in dunkle Fläschchen abfüllen.

Johanniskraut selbst sammeln

Nehmen sie vom Johanniskraut den oberen Blühhorizont, also die Blüten samt einem Stück Stängel und möglichst auch mit einigen Blättern. Die beste Erntezeit ist die Vollblüte, wenn ein Teil schon abgeblüht ist. Dann haben Sie im Heilöl die besten Wirkstoffe aus allen Pflanzenorganen vereint: Blätter, Blüten, Knospen und grüne Samenkapseln.

Rezept von Rudi Beiser

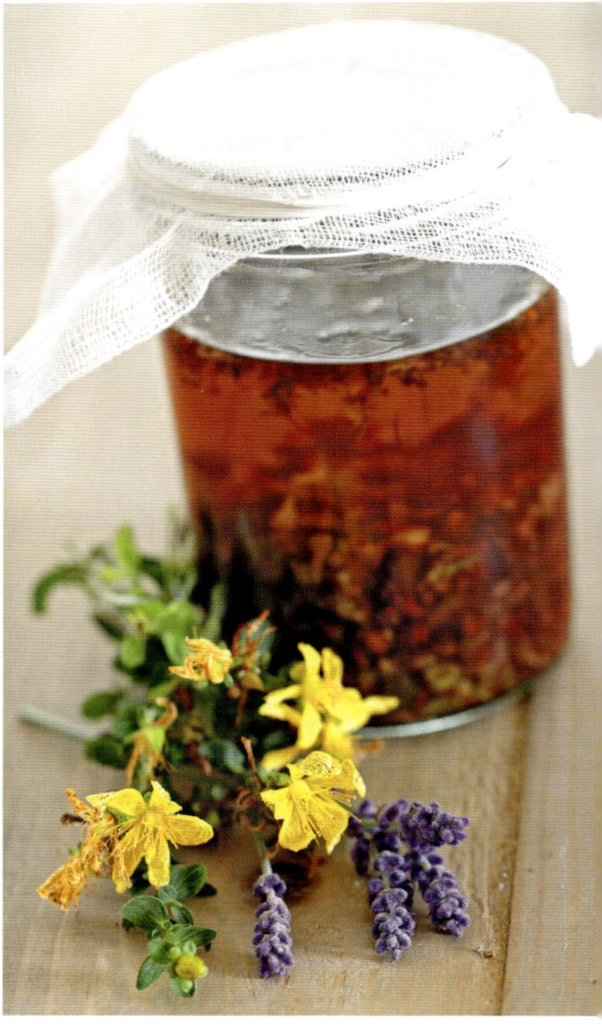

Das klassische Johannisöl erhält mit Lavendel hier noch eine weitere wertvolle Komponente.

Kopfwehkiller Pfefferminze

Die erfrischende Pfefferminze wirkt mit ihrem ätherischen Öl innerlich und äußerlich zuverlässig schmerzlindernd bei Kopfschmerzen.

Für eine 100-g-Teemischung

40 g Pfefferminzblätter
40 g Mädesüßblüten
20 g Weidenrinde

So geht's

- 1 TL der Mischung mit einer Tasse heißem Wasser übergießen.
- 10 Minuten zugedeckt ziehen lassen und abgießen.
- Bei Spannungskopfschmerzen mehrmals täglich eine Tasse Tee trinken.

Rezepte von Helga Ell-Beiser

Mädesüss und Weide

Diese beiden Pflanzen enthalten Salicin und wirken somit, ähnlich wie die Acetylsalicylsäure in gängigen Kopfschmerztabletten, schmerzlindernd. Sie unterstützen somit die Pfefferminze optimal. Und noch ein Tipp: Kombinieren Sie die innerliche mit der äußerlichen Anwendung (Kopfweh-Roller, siehe Rezept rechts)!

Kopfweh-Roller

10 ml Alkohol (ca. 40-prozentig)
1 ml (20 Tropfen) ätherisches Pfefferminzöl
1 Roll-on-Fläschchen

So geht's

- Beide Zutaten in eine Roll-on-Flasche geben und schütteln.
- Bei Bedarf mehrmals im Abstand von jeweils 15 Minuten auf Nacken, Stirn und Schläfen auftragen. Aber bitte nicht in die Augen bringen!
- Die Lösung ist mindestens zwölf Monate haltbar.

Auch gegen Stiche

Dieser Roller passt in jede Handtasche und hilft auch hervorragend bei Insektenstichen mit und ohne Juckreiz.

Beweglich bleiben

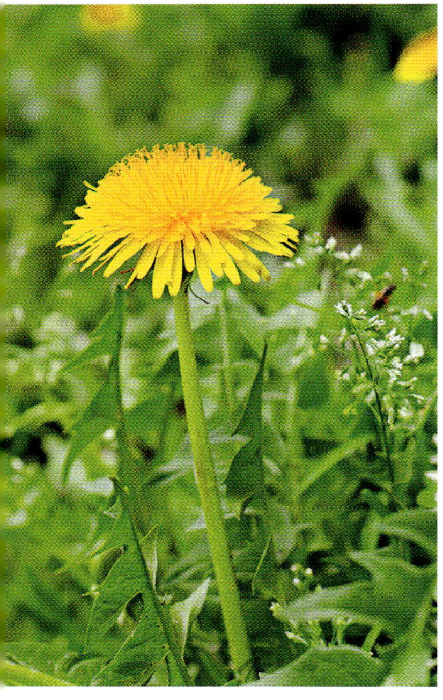

So allgegenwärtig und doch so wirksam ist der gute alte Löwenzahn.

Alles vom Löwenzahn

Alle Rheumatiker sollten am Ende des Winters eine Löwenzahnkur machen, da sind sich alte Naturheilkundler einig. Damit dieses Wissen nicht vergessen wird, hier ein Genuss-Rezept mit Löwenzahn pur: einfach selbst sammeln, zubereiten und aufessen!

Für den Salat

1 Handvoll Löwenzahnblätter
1 EL Löwenzahnknospen
1 Löwenzahnwurzel, sauber geschrubbt und sehr klein geschnitten
15 Löwenzahnblüten, die gelben Blütchen aus dem Kelch gezupft
1 Knoblauchzehe
eine Auswahl dieser Zutaten nach Wunsch: Apfel, Banane oder Birnen, gekochte Maiskörner, Champignons, hart gekochte Eier, geröstete Brotwürfelchen, Käse, Nüsse oder Sonnenblumenkerne, warme Kartoffeln

Für das Dressing

3 EL Sonnenblumenöl
1 EL Essig
1 TL süßer Senf
auf Wunsch 1 TL Fruchtgelee
Pfeffer, Salz

So geht's

- Salatschüssel mit der Knoblauchzehe ausreiben.
- Blätter und Knospen vom Löwenzahn kurz warm abbrausen, trocknen, mit Wurzeln gemischt bereitlegen.
- Dressing aus obigen Zutaten zubereiten und abschmecken. Löwenzahnblätter, -wurzeln und -knospen darin 30 Minuten marinieren.
- Eine beliebige Auswahl der optionalen Zutaten klein geschnitten darunterheben. Äpfel sollten nach Möglichkeit immer dabei sein, das mildert die Bitterkeit des Löwenzahns. Und Sie haben auf jeder Gabel Gesundheit und Geschmack pur!
- Zum Schluss mit den gelben Blütchen garniert servieren.

Rezept von Ursel Bühring

Rheuma-Tee zur Vorbeugung

Wenn Sie eingerosteten Gelenken und Rheuma vorbeugen möchten, greifen Sie am besten zu Heilpflanzen, die Schlackenstoffe, also Abfallprodukte des Stoffwechsels, aus dem Körper ausleiten. Dass dies nicht immer schlecht schmecken muss, zeigt dieses Rezept. Na dann – zum Wohl!

Für eine 100-g-Teemischung

je 20 g getrocknetes Brennnesselkraut und Mädesüßblüten
je 15 g getrocknete Birkenblätter und Goldrutenkraut
je 10 g getrocknete Weidenrinde, Gierschblätter und Ackerschachtelhalmkraut
Mörser

So geht's

- 3–4 g der Mischung in den Mörser geben und verreiben, dadurch kann sich das Aroma optimal entwickeln.
- Die verriebenen Kräuter lose in eine Teekanne geben.
- 1 Liter Wasser aufkochen und erst nach 2–3 Minuten über die Kräuter gießen, denn zu heißes Wasser verdampft die ätherischen Öle.
- Teekanne mit Deckel verschließen und 5–7 Minuten ziehen lassen.
- Deckel abnehmen, die anhaftenden Wassertropfen mit den ätherischen Ölen in die Kanne abschütteln und Tee durch ein Sieb gießen.
- Über den Tag verteilt drei bis vier Tassen trinken, als Kur zwei bis drei Wochen lang.

Rezept von Cornelia Stern

Noch mehr Genuss

Um die Teemischung noch genussvoller zu machen, können Sie 20 g Pfefferminz- oder Melissenblätter hinzumischen. Schleckermäulchen können den Tee mit etwas mildem Blütenhonig süßen.

Wirkung der Teekräuter

Brennnessel, Giersch und Birke sind als die klassischen Frühlingsvertreter wahre Jungbrunnen. Weidenrinde und Mädesüß enthalten schmerzlindernde, entzündungshemmende Substanzen, wobei das Mädesüß auch wegen seines feinen Geschmacks die Mischung wunderbar ergänzt. Goldrute und Ackerschachtelhalm gehören zu den Nierenpflanzen, die für die Durchspülung wichtig sind.

Beinwell-Olivenöl-Auflage

Die beste und schnellste Wirkung zeigt diese Auflage bei akuten Entzündungen oder Verletzungen, das habe ich selbst erfahren. Sie wirkt aber auch bei Gelenküberlastungen und -entzündungen wie Tennisellbogen, Sehnenscheidenentzündung, bei Verstauchungen, Quetschungen und Hämatomen.

6 EL frische Beinwellwurzeln, gewaschen, aber ungeschält, klein geschnitten
1 EL Olivenöl
2 Tropfen ätherisches Lavendelöl
Gemüsebürste, Mixer, Tuch zum Festbinden oder Verband

Nicht auf offene Wunden

Die Auflage bitte nicht bei offenen Wunden anwenden, weil selbst gesammelter Beinwell leberschädliche Stoffe enthalten könnte, die bei längerer (bei sehr langer!) Anwendung auf offenen Wunden ins Blut gelangen könnten. Aber sicher ist sicher, deshalb nur auf geschlossene Wunden auflegen. Bei all den oben genannten Beschwerden brauchen Sie keine Sorge zu haben.

So geht's

- Die Beinwellwurzelstückchen zusammen mit Olivenöl und Lavendelöl im Mixer so stark zerkleinern, bis eine einheitliche Masse entsteht, die etwa die Konsistenz eines klebrigen Hefeteigs hat. Falls Sie eine größere oder kleinere Wurzel ausgegraben haben, können Sie die Mengen mit folgender Faustregel selbst anpassen: ein Teil Olivenöl auf sechs Teile Beinwellwurzeln.
- Diesen Brei etwa 0,5 cm dick auf die betroffene Stelle auftragen, mit Küchenkrepp gut abdecken und mit einem Tuch oder Verbandmaterial fixieren.
- Nach ein bis zwei Stunden kontrollieren, ob der Brei eingetrocknet ist, wenn nicht, kann die Auflage belassen werden, so lange es angenehm ist.
- Die Auflage immer wieder erneuern.
- Die Beinwellmasse ist im Schraubglas im Kühlschrank mehrere Wochen haltbar.

Rezept von Ursula Bertsch

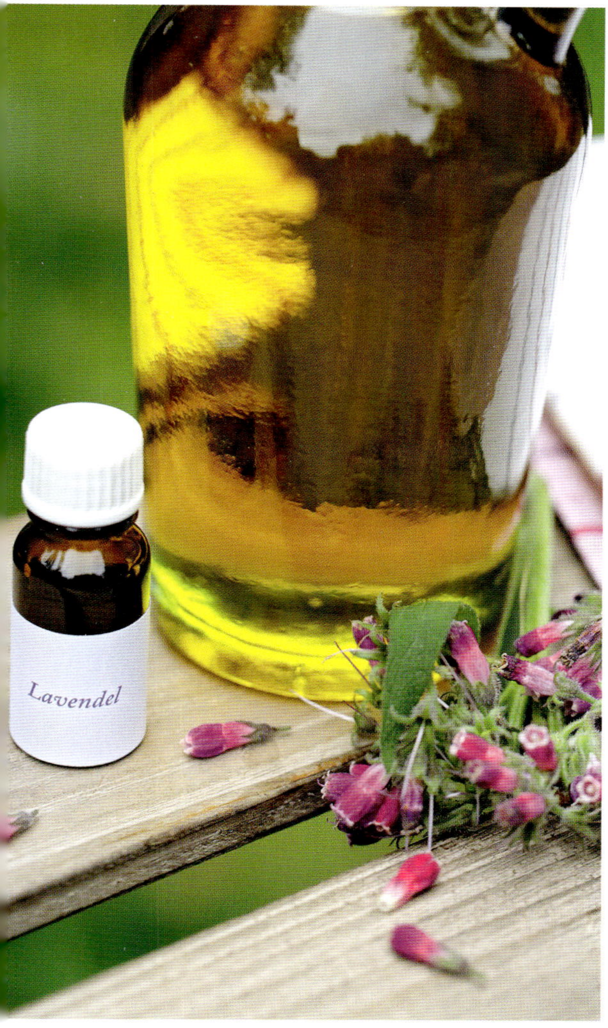

Die Beinwell-Olivenöl-Auflage ist vielseitig und ganz einfach hergestellt.

Muskelkater-Öl

Dieses Öl beugt Muskelkater wirksam vor: Reiben Sie vor dem Sport die Muskeln damit kräftig ein. Da die Dosierung sehr hoch ist, sollten Sie es bitte nur auf die betroffenen Körperstellen auftragen.

Mischung 1

50 ml Mandel- oder Johanniskrautöl
10 Tropfen ätherisches Cajeputöl
5 Tropfen ätherisches Rosmarin-cineol-Öl
3 Tropfen ätherisches Wacholderöl
je 2 Tropfen ätherisches Zimtrinden- und Lavendelöl
Glasfläschchen (50 ml)

Mischung 2

30 ml Mandel- oder Johanniskrautöl
je 4 Tropfen ätherisches Orangen- und Majoranöl
2 Tropfen ätherisches Zimtrindenöl
Glasfläschchen (30 ml)

So geht's

- Die ätherischen Öle in das Mandelöl geben.
- Den schmerzenden Bereich an Gelenken oder Muskeln damit einreiben.

Rezept von Margret Demleitner

Gelenkschmeichler Körnerkissen

Kissen, gefüllt mit Körnern verschiedenster Art, sind eine Wohltat für empfindliche Gelenke. Sie können warm, kühl oder kalt aufgelegt werden, je nachdem was Sie gerade brauchen. Körnerkissen können gut Wärme oder auch Kälte speichern, geben diese langsam ab, sind schmerzlindernd und schmiegen sich sanft an.

Kissen, je nach Vorliebe gefüllt mit Körnern oder Spelzen, zum Beispiel Rapskörnern, Traubenkernen, Getreidekörnern wie Dinkel, Weizen oder Roggen, Dinkel- oder Hirsespelzen
Schal oder Tuch zum Befestigen

So geht's

- Das Körnerkissen warm oder kalt auflegen, je nach Bedürfnis.
- Zum Erwärmen das Kissen auf die Heizung, den Kachelofen oder eine sonstige Wärmequelle legen.
- Für eine Kälteanwendung das Kissen in eine Plastikhülle packen und für einige Stunden ins Gefrierfach legen.
- Das warme oder kalte Kissen auf die schmerzende Stelle legen. Zum besseren Halt mit Tuch oder Schal befestigen.
- So lange liegen lassen, wie es angenehm ist.

Rezept von Bernadette Bächle-Helde

Korn für Korn Entspannung

Einsatzgebiete sind Verspannungen, Gelenkschmerzen und rheumatische Beschwerden, zur Entspannung, zur Förderung der Beweglichkeit der Gelenke und zum Kühlen oder Wärmen. Ihr Körper wird Ihnen sagen, ob Sie eher Kälte oder Wärme brauchen. Achtung: Wenden Sie die mit Körnern oder Spelzen gefüllten Kissen nicht bei Unverträglichkeiten oder Allergien gegenüber der jeweiligen Füllung an.

Lindern mit Ingwer

Ingwer wärmt, und er enthält in seinem fein duftenden ätherischen Öl schmerzstillende Substanzen, die in ihrer chemischen Struktur der Salicylsäure ähnlich sind. Hier stelle ich Ihnen drei meiner Lieblingsrezepte mit Ingwer vor, die fein duften, schnell und einfach zuzubereiten sind und gut wirken.

Rezept 1: Ingwerwickel

1 kleinere Bio-Ingwerknolle
100 ml Apfelessig
Geschirrtuch, Handtuch

So geht's

- Ingwer klein schneiden, den Essig kurz erwärmen und darübergießen, 10 Minuten ziehen lassen.
- Das Geschirrtuch mit dem Sud tränken und auf das schmerzende Gelenk legen.
- Handtuch zum Schützen und Warmhalten darumwickeln und 20 Minuten lang genießen.

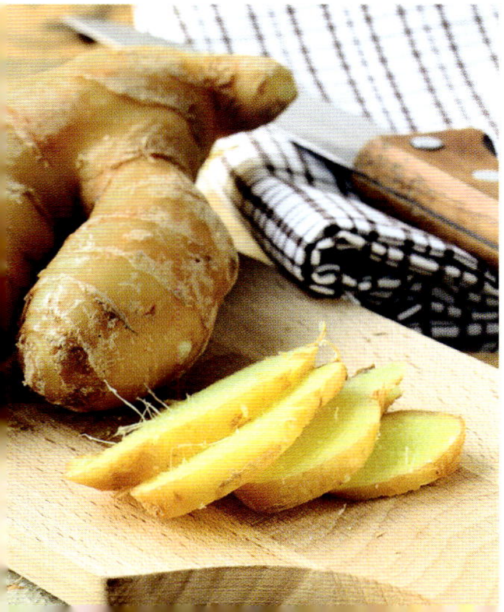

Rezept 2: Ingwerbad

1 mittelgroße Bio-Ingwerknolle
Küchenreibe

So geht's

- Ingwer reiben und mit 2 Liter heißem Wasser übergießen.
- Bedeckt 15 Minuten ziehen lassen, dann abfiltrieren.
- Den Ingwersud dem eingelaufenen Badewasser zugeben, 20 Minuten lang baden.
- Anschließend ins Bett legen. Bald sind Sie bis in alle Zellen aufgewärmt und ohne Schmerzen!

Ingwer ist aromatisch, wärmend und einfach wohltuend!

Rezept 3: Ingweröl

1 kleinere Bio-Ingwerknolle
Sesamöl
Küchenreibe, Mulltuch oder Stofftaschentuch

So geht's

- Ingwer reiben, den Saft durch ein Mulltuch oder Taschentuch auspressen.
- Ein Teil Ingwersaft mit fünf Teilen Sesamöl mischen.
- Schmerzende Gliedmaßen oder auch einfach kalte Hände oder Füße damit einreiben.
- Den Rest im Schraubglas aufheben; er ist im Kühlschrank drei bis vier Tage haltbar.

Ingweröl so oder so

Das Ingweröl-Rezept liebe ich besonders, weil es so vielfältig einsetzbar ist: gegen Schmerzen, zum Wärmen – und wenn nichts wehtut können Sie es einfach in der Küche verwenden. Zu Spaghetti, Gemüse oder in den Salat, zu indischen Gerichten mit Curry oder Kokosmilch. Es schmeckt einfach herrlich!

Rezept von Ursel Bühring

Herzunterstützer

Herz-Marmelade

Eine Schlehen-Weißdorn-Zwetschgen-Marmelade, die mit ihren vielen roten Pflanzenfarbstoffen und der Herzpflanze Weißdorn stärkend auf Gefäße und Herz wirkt, gehört zu meinen Lieblingsrezepten, wobei, ehrlich gesagt, die herzstärkende Wirkung eher ein positiver Nebeneffekt ist.

Für 9 Gläser Marmelade à 250 g

etwa 1 kg Schlehen und Weißdornbeeren
500 g Zwetschgen, entsteint
250 ml Rotwein oder roter Traubensaft
750 g Gelierzucker 2:1 oder ein anderes Geliermittel
Flotte Lotte, Pürierstab, Gläser mit Schraubverschluss

So geht's

- Schlehen sollten Sie nach dem ersten Frost sammeln oder im Gefrierschrank zuerst durchfrieren lassen, erst dann kann man sie verarbeiten (siehe auch nachfolgendes Rezept). Schlehen und Weißdornbeeren zusammen in einen Topf geben und so viel Wasser hinzufügen, bis die Beeren bedeckt sind, ungefähr 20 Minuten weich kochen.
- Die Masse durch ein Sieb oder die Flotte Lotte streichen. Es sollten jetzt 750 g Fruchtmasse sein. (Falls Reste bleiben, ergeben diese mit Zucker und Joghurt gemischt eine leckere Süßspeise.)
- Entsteinte Zwetschgen mit dem Wein oder dem Saft weich kochen und pürieren.
- Wildfrüchte- und Zwetschgenmus mischen und mit dem Geliermittel laut Packungsanweisung zu Marmelade einkochen.
- Kochend heiß in Schraubverschlussgläser abfüllen.

Rezept von Ursula Bertsch

Die Waage im Wald?
Mengenangaben beim Kochen mit Wildfrüchten sind immer schwierig: wer geht schon zum Sammeln mit der Waage in den Wald? Beim obigen Rezept können die Mengenverhältnisse von Früchten und Rotwein nach eigenem Geschmack variiert werden – Schlehen schmecken sehr herb und Weißdornbeeren haben wenig Eigengeschmack. Wichtig ist, dass das Verhältnis von Fruchtmasse zum Geliermittel stimmt.

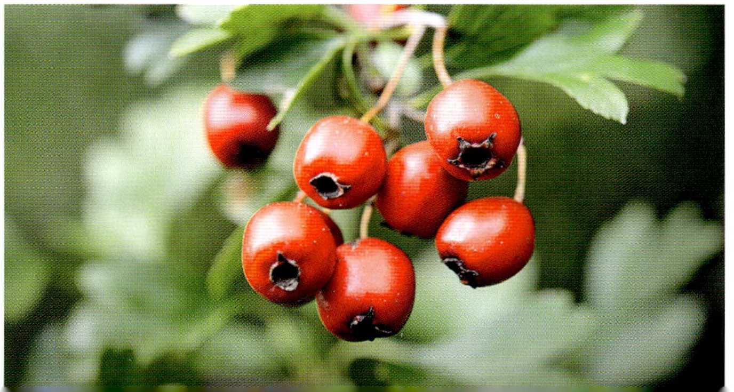

Weißdornbeeren sorgen für das „Herz" in der Marmelade.

Schlehenlikör

Wen der Anblick von sonnendurchschienenem Dunkelviolett erwärmt, tut gut daran, sich für den Winter einen Schlehenlikör anzusetzen. Dieser Farbton baut das Gemüt auf und die gerbstoffhaltigen Inhaltsstoffe des Likörs stärken Herz und Seele. Geselligkeit und angeregte Gespräche ergeben sich bei einem Gläschen Likör im wohlbeheizten Wohnzimmer wie von selbst.

Für 3 Liter

1 kg reife Schlehen
3,2 l Gin
1 Vanillestange
1 gestrichener TL gemahlene Nelken
etwas Kardamom nach Belieben
250 g Zucker
1 l Wasser
großes Weißglas mit Deckel (5 Liter), 3 verschließbare Flaschen (jeweils 1 Liter)

So geht's

- Die Schlehenfrüchte werden gut verlesen und kurz, aber gründlich gewaschen. Sollten Sie in der Natur noch keinen Frost abbekommen haben, bitte die Beeren über Nacht in die Gefriertruhe legen. Durch den Frost werden die Gerbstoffe aufgeschlossen und bekömmlicher.
- Die Früchte werden zusammen mit dem Gin in das Gefäß eingefüllt. Die Gewürze nach Belieben zugeben.
- 15–20 Schlehenkerne mit einem Hammer aufbrechen und beigeben. Das erzeugt eine kleine Bittermandel-Geschmacksnote durch den natürlichen Blausäureanteil.
- Sechs bis acht Wochen an einem hellen Fensterplatz ohne pralle Sonne ausziehen. Ab und zu umrühren. Danach den Ansatz in eine Schüssel filtern.
- Den Zucker in 1 Liter Wasser durch Kochen lösen und abgekühlt untermengen.
- In saubere Flaschen abfüllen. Gut verschließen und mindestens drei Monate an einem dunklen, ruhigen Platz reifen lassen. Je länger, desto besser wird der Likör.
- Danach kann der Likör in schöne Geschenkflaschen oder eine Karaffe umgefüllt werden.

Rezept von Anita Halter

Gin bevorzugt

Steinobst sollte nicht mit Steinobstalkohol ausgezogen werden. Besser kommt hier Gin zur Anwendung. Die Schlehen saugen viel Alkohol während des Auszugs auf. Von 3,2 Liter Gin bleiben etwa 2 Liter Konzentrat übrig! Wer keinen zu süßen Likör möchte, tastet sich mit der Zuckermenge von 150 g beginnend an seinen gewünschten Süßegrad heran.

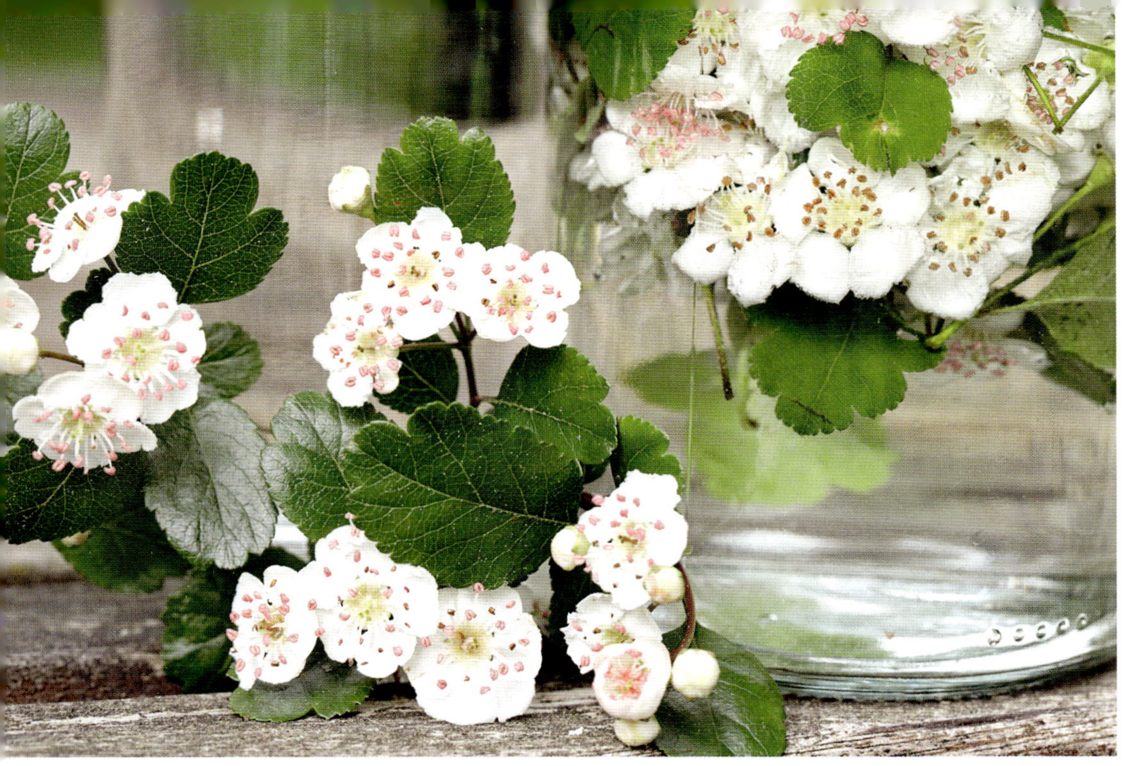

Der erste Teil des Weißdorngeistes wird mit Blüten und Blättern im Frühjahr angesetzt

Dem Herzen Gutes tun

Frauen ab den Wechseljahren kennen das, Sie vielleicht auch: Plötzlich spürt man das Herz, ohne dass das Organ krank ist. Zur Unterstützung, wenn das Herz stolpert oder „davonläuft“, oder bei altersbedingter Herzschwäche tut folgende Ölmischung ungemein gut. Nur bitte: Bei Herzproblemen unbedingt vorher zum Arzt gehen und abklären lassen.

20 ml Mandelöl
je 4 Tropfen ätherisches Ylang-Ylang- und Narde- oder Vetiveröl
2 Tropfen ätherisches Rosenöl
1 Tropfen ätherisches Melissenöl 30 %
20 ml-Glasfläschchen

So geht's

- Die ätherischen Öle in das Mandelöl geben, mehrmals täglich auf das Brustbein auftragen.
- Diese Mischung hat sich bewährt bei Herzrasen und bei all den Ängsten, die harmlose Herzprobleme bereiten.

Rezept von Margret Demleitner

> **WELCHER WEISSDORN?**
> Sie können den Eingriffligen Weißdorn *Crataegus monogyna* (Foto Seite 114) sowie den Zweigriffligen Weißdorn *Crataegus laevigata* (Foto Seite 94) verwenden, beide sind heilkräftig.

WEISSDORNGEIST

Weißdorn ist Herzschutz und Herznahrung pur. Er bringt nicht nur den Kreislauf in Schwung, er ist auch begleitend bei jeder Erkältung zu empfehlen. Und alles, was den Geist pflegt, tut auch dem Herzen gut und umgekehrt. An diesem Rezept gefällt mir besonders, dass alle Bestandteile des Weißdornstrauchs Verwendung finden. Es ist ein Auszug, der in zwei Etappen im Jahr hergestellt wird und am Ende als Weißdorngeist heranreift.

FÜR ETWA 2 LITER WEISSDORNGEIST

SCHRITT 1:
IM FRÜHJAHR (ENDE APRIL–MAI)
500 ml Korn
je 2 Handvoll Weißdornblüten und -blätter (wenn die Blüten voll erblüht sind)
Weißglas mit Deckel (500 ml)

SO GEHT'S
- Weißdornblüten und -blätter leicht zerkleinert in ein Glas füllen. Korn aufgießen.
- 2 Wochen an hellem Fensterplatz ohne pralle Sonne ausziehen lassen, dabei ab und zu schütteln.
- Abseihen und verschlossen bis in den Herbst hinein aufbewahren.

SCHRITT 2:
IM HERBST (SEPTEMBER–OKTOBER)
300 g frische Weißdornbeeren (nur makellose Früchte verwenden, kein Frost nötig)
1 Vanilleschote, längs aufgeschlitzt
1 l Korn
Mixer oder Pürierstab, Weißglas mit Deckel (2 Liter)

SO GEHT'S
- Weißdornfrüchte trocken von Hand aneinanderreiben, so werden sie besser sauber und der Fruchtansatz löst sich. Danach waschen und kurz anmixen, damit einige Früchte geöffnet sind.
- Früchte ins Glas füllen, Vanilleschote und Korn zugeben.
- Zwei bis drei Wochen an einem hellen Ort ohne pralle Sonne ausziehen, zwischendurch immer wieder schütteln.
- Abseihen und mit dem Auszug vom Frühjahr vermischen.

SCHRITT 3:
DEN LIKÖR FERTIGSTELLEN
80 g Zucker
1/8 l Wasser

SO GEHT'S
- Den Zucker im Wasser aufkochen, etwas abkühlen lassen und zum Weißdornauszug dazugießen. Gut schütteln.
- Verschlossen etwa vier bis sechs Wochen aufbewahren, bevor Sie ihn probieren.
- Einmal täglich 1 TL einnehmen, über drei Monate als Kur oder nur bei Bedarf.
- Diese Zubereitung behält ihre volle Wirkkraft über mindestens zwei Jahre.

Rezept von Anita Halter

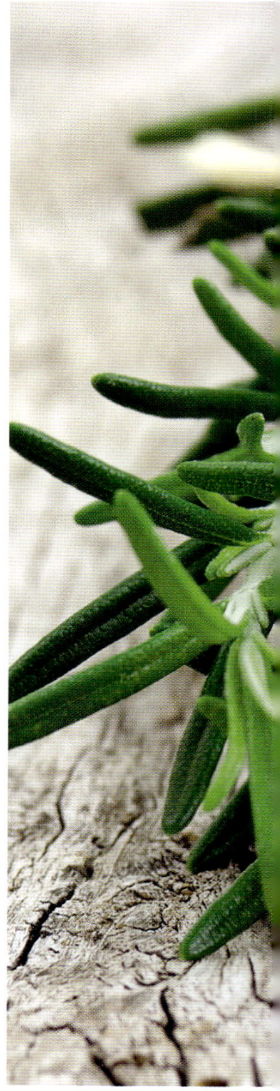

Unterstützende Herztinktur

Diese Tinktur ist für mich ein wunderbares Beispiel dafür, welche Schätze die Natur uns immer wieder zur Verfügung stellt. Die unterschiedlichen Wirkungen der verwendeten Heilpflanzen ergänzen sich, und so entstand ein Rezept, das schon vielen Menschen geholfen hat.

Für 500 ml Tinktur

1 Handvoll frische Weißdornblätter und -blüten, fein gehackt
1/2 Handvoll frisches, fein gehacktes oder 2 EL getrocknetes Herzgespannkraut
1 Handvoll frische Melissenblätter, fein gehackt
1/2 Handvoll frisches Schafgarbenkraut, fein gehackt
2 EL getrocknete Baldrianwurzeln, fein zerkleinert
etwa 500 ml 45%iger Weingeist
Schraubglas (1 Liter), dunkle Tropfflaschen

So geht's

- Sämtliche Pflanzenteile in das Schraubglas geben und mit dem Weingeist übergießen. Das Pflanzenmaterial muss gut bedeckt sein.
- Schraubglas verschließen und zwei Wochen ziehen lassen, dann abseihen und in dunkle Tropfflaschen füllen.
- Bei Beschwerden zwei- bis dreimal täglich 10–15 Tropfen einnehmen.

Rezept von Cornelia Stern

Was wirkt wie?

Weißdorn gehört zu den am besten untersuchten Heilpflanzen. Seine regulierende Wirkung auf die Herztätigkeit bei Herz-Kreislauf-Störungen bis hin zur Herzschwäche und leichtem Bluthochdruck ist schon lange bekannt. Und das Ganze ohne Nebenwirkungen! Herzgespann hilft bei beunruhigendem Herzdrücken und -klopfen. Melisse und Baldrian bringen uns Ruhe und Rhythmus zurück – wie oft sind wir in dieser Zeit nicht mehr in unserem natürlichen Takt? Schafgarbe stärkt das nervöse Herz und beruhigt die Nerven.

Probleme mit Korbblütlern?

Wenn Sie unter einer Überempfindlichkeit gegen Korbblütler leiden, die Schafgarbe einfach weglassen! Die Tinktur ist auch ohne Schafgarbe immer noch wunderbar wirksam.

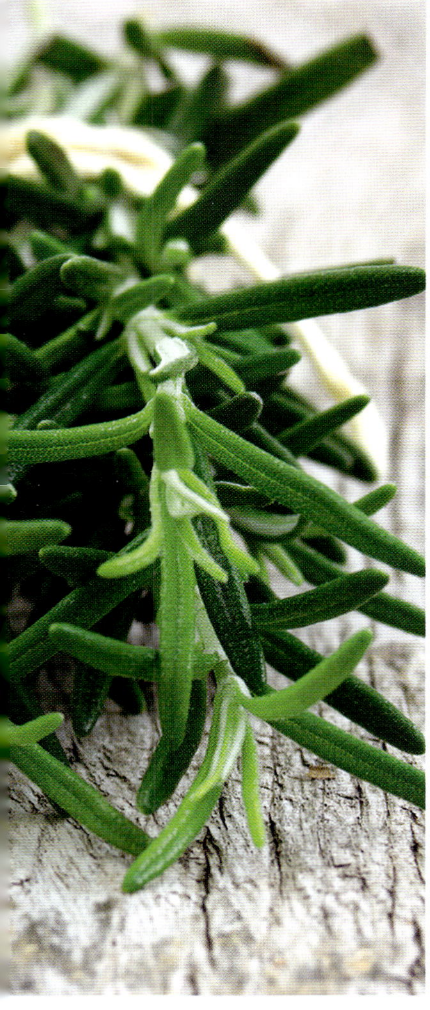

Rosmarin stärkt den Kreislauf; sein Duft ist immer wieder ein Genuss.

Stärkende Herzsalbe

Die schnelllebige Zeit, das Übermaß an Informationen und Sensationen sowie Möglichkeiten rund um die Uhr lassen unser Herz selten und meist unregelmäßig zur Ruhe kommen. Eine Einreibung mit einer Herzsalbe gönnt dem empfindsamen Organ neben der Kraft der Kräuter eine kurze Ruhepause und ein Zeichen der Zuwendung.

Für etwa 100 ml

100 ml Olivenöl
2 EL getrocknete Rosmarinblätter
1 EL getrocknete Fichtennadeln
1 EL ätherisches Kampferöl
2 EL Bienenwachsplättchen
Mörser, Thermometer, Seidenpapier
3 Cremedöschen (30 ml) oder 2 Cremedosen (50 ml)

So geht's

- Das Olivenöl in ein Becherglas geben und im Wasserbad auf etwa 60°C erwärmen.
- Rosmarin und Fichtennadeln fein mörsern, in das warme Öl geben und 20 Minuten unter stetem Rühren ausziehen.
- Öl durch einen groben Teefilter filtrieren, Kräuter wegwerfen.
- Kampfer im Ölauszug lösen, Bienenwachs hinzugeben und schmelzen.
- Die Salbe unter Rühren abkühlen lassen.
- In Salbendosen abfüllen. Mit Seidenpapier leicht zudecken und mehrere Stunden ganz abkühlen lassen. Erst dann das Seidenpapier entfernen, mit Deckel verschließen und beschriften.
- Bei niedrigem Blutdruck oder Herzrhythmusstörungen die Herzgegend einreiben.
- Dunkel und kühl aufbewahrt ist die Salbe ungefähr ein Jahr haltbar.

Vorsicht mit Kampfer

Kampfer kann die Augen reizen, darum bitte Kontakt mit den Schleimhäuten vermeiden.

Rezept von Conwitha Lapke

Für den Kreislauf

Die Würze des Südens: Kräutersalz

Ein niedriger Blutdruck kann durch das Würzen mit Salz erhöht werden – aber nicht zu viel bitte! Mein Kräutersalz mit seinen anregenden Kräutern ist aromatische Wirkung im Doppelpack, probieren Sie es aus! Das Geheimnis liegt im Verzicht auf billige Gemüsezutaten wie Sellerie oder Knoblauch. Außerdem sorgt das Mörsern dafür, dass sich die Düfte der Kräuter an die Salzmoleküle anlagern.

Für 500 g mediterranes Kräutersalz

400 g Meersalz
je 20 g getrocknetes Oregano, Thymian, Bohnenkraut und Basilikum
je 10 g getrockneter Dill, Majoran und Fenchelfrüchte
Mörser mit einer möglichst rauen Oberfläche, kleine Schraubgläser

So geht's

- Die Fenchelkörner im Mörser zerstoßen, die getrockneten Kräuter zwischen den Handflächen zerkleinern. Alles mit dem Salz mischen.
- Portionsweise sorgfältig im Mörser fein zerreiben, damit sich Kräuteraromen und Salz fest verbinden. Das Salz bekommt dadurch eine grünliche Farbe.
- In dicht schließende Gläser abfüllen.

Rezept von Rudi Beiser

Bringen Sie Farbe ins Salz

Sie können mit den Kräutern auch farbige Blüten zerkleinern, zum Beispiel die Strahlenblüten der Ringelblume und der Kornblume. Das bringt orangegelbe bzw. blaue Pünktchen ins Salz.

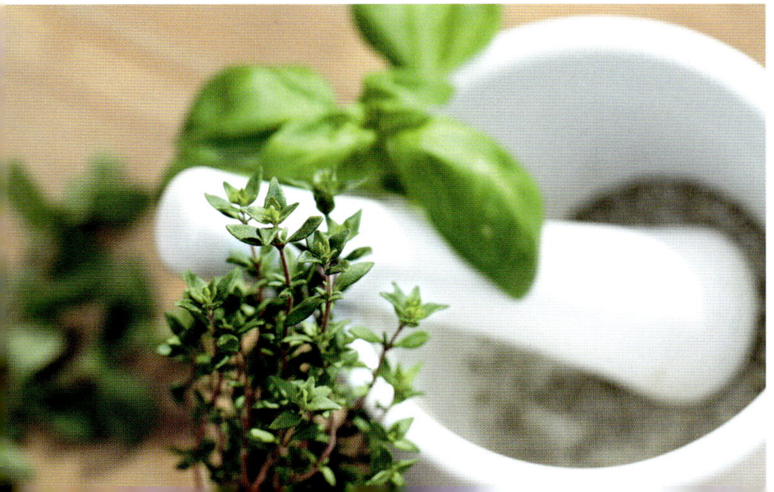

Reise nach Genua: Basilikum-Pesto

Basilikum regt den Kreislauf an, macht wach und hilft, konzentriert lernen zu können. Es wirkt, ohne nervös zu machen, dafür mit Genuss! Kaum ein Kraut vereinigt seine Aromen so genial mit Olivenöl wie Basilikum. Mein Lieblingsrezept widme ich jenem Unbekannten (oder war es nicht eher eine Sie?), der im Jahre 1865 an der ligurischen Küste das erste Pesto-Rezept zu Papier brachte.

Für zwei 200 ml Gläser Pesto

120 g frisches Basilikum
150 ml bestes Olivenöl
2 Knoblauchzehen
je 50 g Parmesan und Sonnenblumenkerne
10 g Salz
Saft einer 1/2 Zitrone
Wiegemesser, Knoblauchpresse, Schraubgläser

So geht's

- Das Basilikum mit dem Wiegemesser ganz klein wiegen und gleich mit Öl übergießen, damit die Aromen eingefangen werden.
- Knoblauchzehen dazupressen und frisch geriebenen Parmesan untermischen.
- Sonnenblumenkerne in einer trockenen Pfanne anrösten und mit dem Wiegemesser zerkleinern.
- Mit Salz und Zitronensaft abschmecken und alles gut durchrühren.
- In Gläser abfüllen, vor dem Verschließen mit etwas Olivenöl bedecken. Oder gleich essen.
- Schmeckt vorzüglich zu Spaghetti, als Bruschetta auf Toast oder als Würze für Suppen und Salatsoßen. Hält sich im Kühlschrank drei bis vier Wochen.

Rezept von Rudi Beiser

Variationsmöglichkeiten

Experimentieren Sie mit Pesto-Variationen: Auch Rukola, Petersilie oder Kerbel eignen sich für solche Würzpasten. Die Sonnenblumenkerne können durch Walnüsse, Cashew- oder Pinienkerne ersetzt werden. Getrocknete Tomaten oder Oliven bringen zusätzliche Aromen ins Spiel.
Nehmen Sie Basilikum, der gerade zu blühen begonnen hat, dann sind die Aromen am besten.
Sie können auch verschiedene Basilikum-Sorten mischen – alle Sorten sind gut für dieses kreislaufanregende Pesto geeignet.

Indischer Muntermachertee

Ein Tee für alle Morgenmuffel, die schlecht in Gang kommen, zur Konzentrationsförderung beim Arbeiten und Lernen sowie zum Fitmachen, wenn Sie abends noch einmal um die Häuser ziehen möchten. Ich kann Ihnen den Tee aus meiner eigenen Erfahrung für sämtliche Anlässe empfehlen: alles schon ausprobiert!

Für 5–6 Tassen
je 1 TL Kurkuma und Zimt
2 cm Ingwerwurzel
3 Kardamomkapseln
je 1/2 TL Kümmel- (oder Kreuzkümmel-), Anis- und Fenchelsamen und Gewürznelken
1 EL Pfefferminzblätter
1 l Wasser
Mörser

So geht's

- Kurkuma, Zimt und Ingwer anmörsern und in kochendem Wasser 5 Minuten köcheln lassen.
- Kardamom 2 Minuten mitkochen lassen.
- Kümmel, Nelken, Anis, Fenchel dazugeben und kurz aufkochen lassen.
- Den Herd abstellen und die Pfefferminzblätter hinzugeben, den Tee weitere 2 Minuten ziehen lassen.
- Tee abseihen und auf Wunsch mit Honig süßen. Heiß trinken, nicht mehr als vier Tassen pro Tag.

Rezept von Andrea Tellmann

Dieser Tee wirkt sehr anregend
Er sollte daher nur tagsüber getrunken werden – außer, Sie haben abends noch etwas vor. Wer einen empfindlichen Magen oder ein Magen- oder Darmgeschwür hat, sollte nicht zu viel von diesem Tee trinken, da er schleimhautreizend wirken kann.

Morgenmuffeltee

Rosmarin-Wermut-Tee eignet sich wunderbar als Kaffee-Ersatz zum Frühstück oder am Nachmittag. Er regt den Kreislauf an, macht einen klaren Kopf und hilft bei geistiger Arbeit! Gerade bei Kreislaufschwäche ist er anstelle von Kaffee ein hilfreicher Alltagbegleiter.

Für eine Tasse Tee

1 cm Rosmarinzweig oder 1 gestrichener TL Rosmarinnadeln, frisch oder getrocknet
1 Prise getrockneter Wermut oder ein Miniblättchen frischer Wermut
200 ml Wasser

So geht's

- Die Kräuter mit nicht mehr ganz kochendem Wasser übergießen.
- Zugedeckt 3 Minuten ziehen lassen, dann abseihen.

Rezept von Ursula Bertsch

Ganz individuell

Die Stärke und damit die Wirkung des Tees variiert mit der Qualität und dem Erntezeitpunkt der Kräuter. Frischer Wermut ist im Frühling deutlich weniger bitter als dieselbe Pflanze im Sommer. Zudem ist das Geschmacksempfinden für „bitter" individuell völlig unterschiedlich, so dass für manchen schon eine halbe Prise Wermut ausreicht.

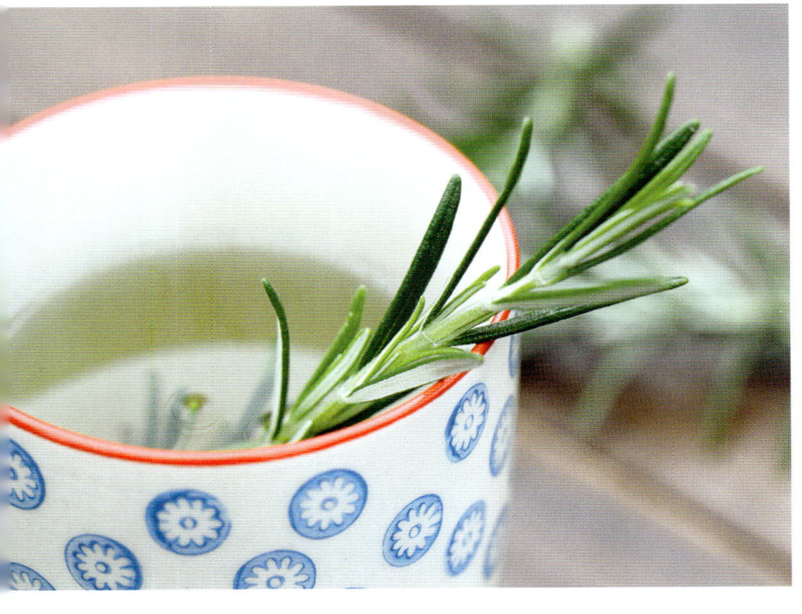

Kreislaufwecker-Dusche

Vor allem wir Frauen leiden häufig an niedrigem Blutdruck, der uns morgens nicht in die Gänge kommen lässt. Ich kenne das auch und stelle mir deshalb gerne meinen persönlichen anregenden Duschbalsam her. Damit beginnt der Tag frisch und aktiv.

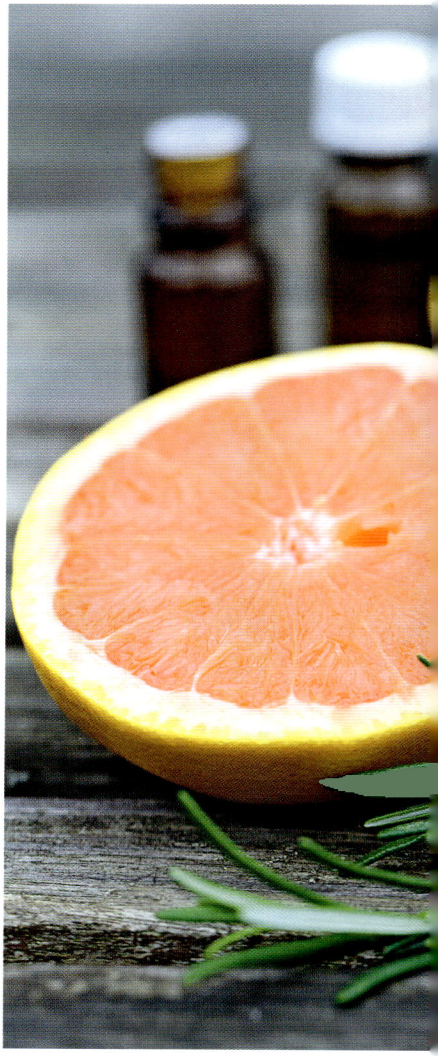

Die Kreislaufwecker-Dusche bringt den absoluten Frische-Kick am Morgen.

100 ml Neutralduschseife (aus Drogerie, Naturkostladen oder Apotheke)
je 6 Tropfen ätherisches Rosmarin-cineol- sowie Bergamotte- oder Grapefruitöl
3 Tropfen ätherisches Zedernöl

So geht's

- Die ätherischen Öle mit dem Duschgel mischen – das ist ein anregender Frischekick am Morgen.

Blitzrezept

1 Tropfen ätherisches Rosmarin-cineol-Öl einfach in die für eine Dusche benötigte Portion Neutralduschgel geben, über den Körper verteilen – und der Tag kann beginnen.

Rezept von Margret Demleitner

Rosmarin mit langer Tradition

Genießen Sie zur Kur Rosmarinwein: 1 Handvoll Rosmarinblätter, 1/2 zerstoßene Zimtstange und 1 Scheibe frischen Ingwer mit 1 l trockenem Weißwein übergießen. Sieben Tage stehen lassen, abgießen. Zweimal täglich ein Likörgläschen trinken.
Wilhelm Ryff, Kräuterheilkundiger der Renaissance, sagte über den Rosmarinwein: „Die Geister des Herzens und des gesamten Körpers empfinden Freude durch dieses Getränk, das Mutlosigkeit und Sorgen vertreibt.“ Im Mittelalter war Rosmarin ein beliebtes Mittel gegen Ohnmacht, bei Erschöpfung, während der Rekonvaleszenz und für ältere Menschen und Frauen von zarter Gesundheit.

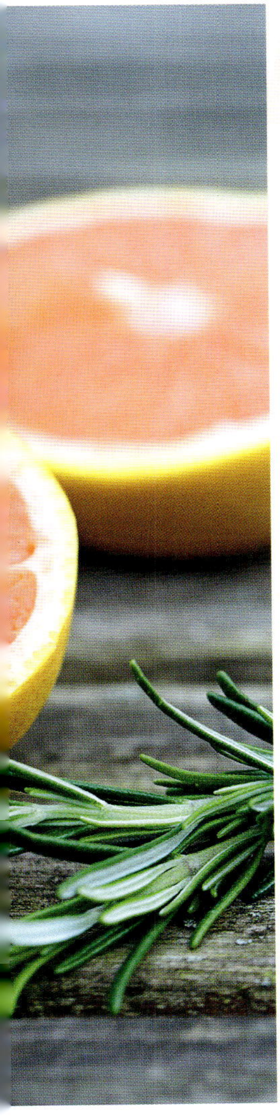

ROSMARIN HOCH 3

Rosmarin ist die Nummer eins, wenn es darum geht, den Kreislauf in Schwung zu bringen. Er unterstützt das Herz und den Kreislauf bis zum „Denkapparat", macht warme Hände und Füße. Ein bewährtes Mittel bei Durchblutungsstörungen, chronischer Schwäche und in der Genesungszeit. Diese Rosmarin-Kombination aus den drei Komponenten Ölansatz, Rosmarinwasser und ätherischem Rosmarinöl hat sich vielfach bewährt bei allen, die mit dem Kreislauf schwächeln.

FÜR ETWA 500 ML

2 Handvoll frische (oder 1 Handvoll getrocknete) Rosmarinblätter
250 ml Olivenöl
250 ml Rosmarinhydrolat
5 ml ätherisches Rosmarinöl (unbedingt folgenden Chemotyp besorgen: Rosmarinus officialis CT campher, in der Apotheke fragen bzw. siehe Infos ab Seite 136)
evtl. Mörser
2 Schraubgläser (1 Liter und 500 ml)

SO GEHT'S

- Rosmarinblätter sehr fein schneiden oder mörsern; je feiner, desto besser der Wirkstoffaustausch.
- In das 500 ml-Glas füllen und mit dem Olivenöl übergießen.
- Drei Wochen lang stehen lassen, regelmäßig schütteln. Danach in das 1-Liter-Glas abfiltern.
- Dann das Rosmarinhydrolat in den Ölauszug geben und mischen, es sollte die gleiche Menge Öl und Hydrolat sein.
- In die entstandenen 500 ml Öl-Hydrolat-Mischung die 5-ml-Flasche ätherisches Rosmarinöl CT campher einträufeln, das ergibt dann eine 1 %ige Mischung. Alles gut durchmischen und beschriften.
- Vor jeder Anwendung das Fluid kräftig schütteln, damit sich Öl und Wasser gut durchmengen, dann Beine, Arme oder Herzgegend damit einreiben.

Rezept von Ursel Bühring

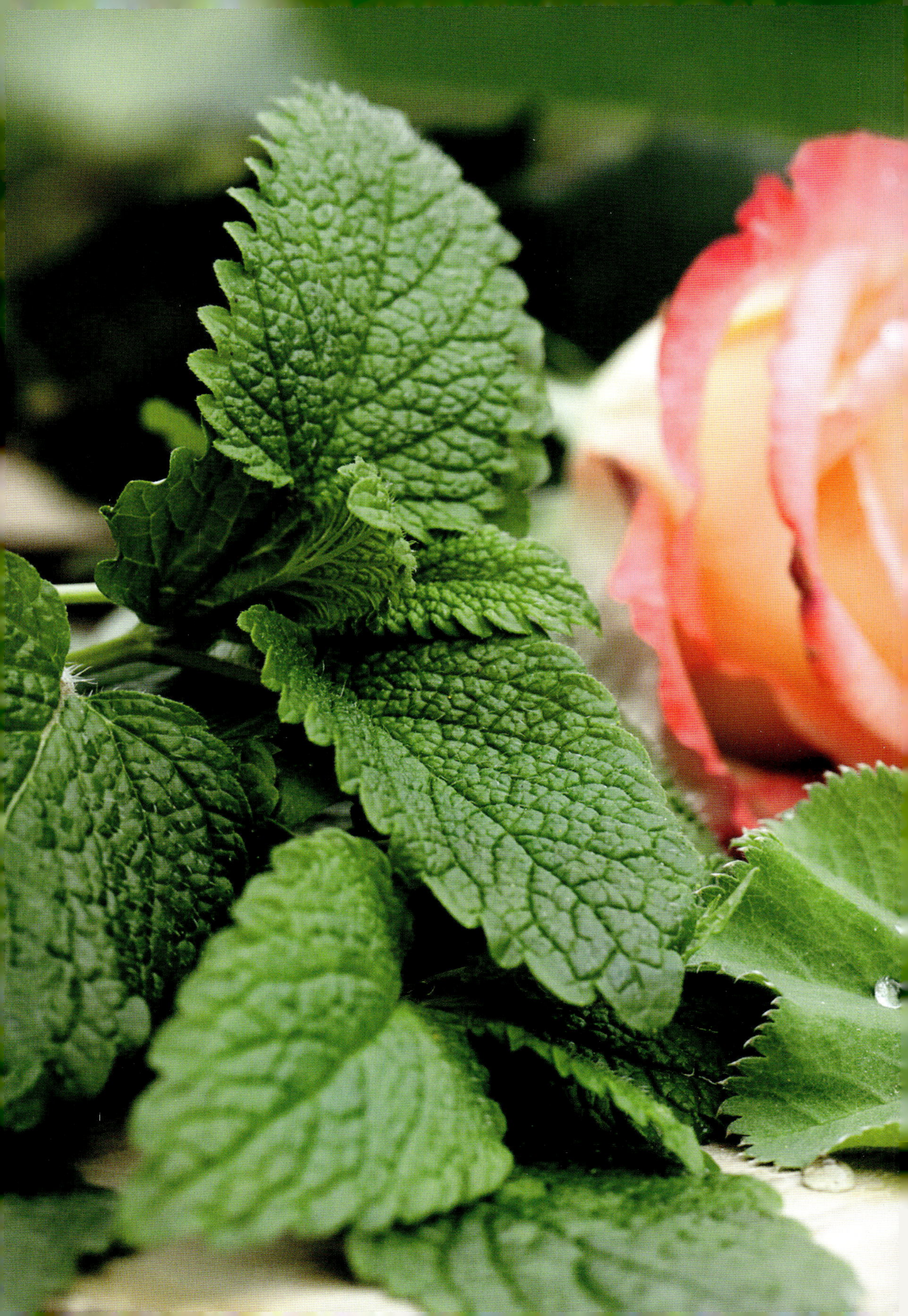

Jung und Alt, Frau und Mann

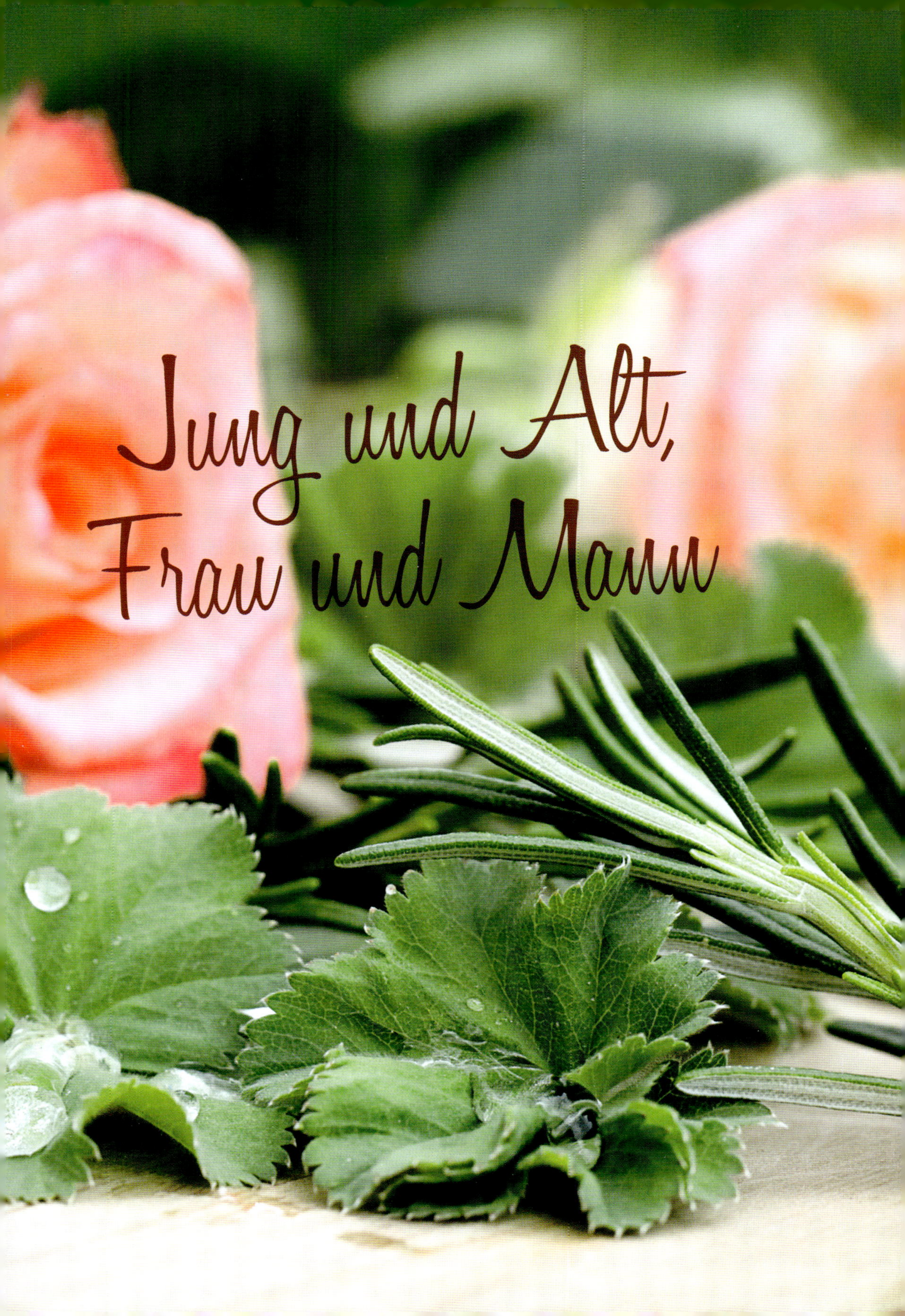

Für Kinder

Bauchöle zum Massieren

Kinder haben viele Ängste. Da ihre Mitte noch nicht genügend entwickelt ist, machen sich solche Ängste oft durch Bauchweh bemerkbar. Sie fühlen sich unwohl, sind gereizt und sehr empfindlich. Hier ist eine beruhigende Bauchmassage sehr wirksam, und sie schenkt Geborgenheit. Auch Blähungen finden durch eine sanfte Massage Linderung.

Rezept 1: Angst-Bauchöl
30 ml Mandelöl
4 Tropfen ätherisches Öl Mandarine, rot
je 2 Tropfen ätherisches Benzoe- und Honigöl
1 Tropfen ätherisches Tonkaöl
Glasfläschchen (30 ml)

Rezept 2: gegen Blähungen
30 ml Mandelöl
2 Tropfen ätherisches Kreuzkümmelöl
je 1 Tropfen ätherisches Tonka- und Anisöl
Glasfläschchen (30 ml)

So geht's
- Die jeweiligen ätherischen Öle in das Mandelöl geben.
- Vorsichtig, langsam und beruhigend im Uhrzeigersinn auf den Bauch auftragen.
- Die Mischungen reichen jeweils für etwa zehn Anwendungen.

Wenn's schnell gehen soll
Geben Sie 1 Tropfen ätherisches Kreuzkümmelöl in 1 TL Mandel- oder Olivenöl, damit den Bauch sanft einreiben.

Rezepte von Margret Demleitner

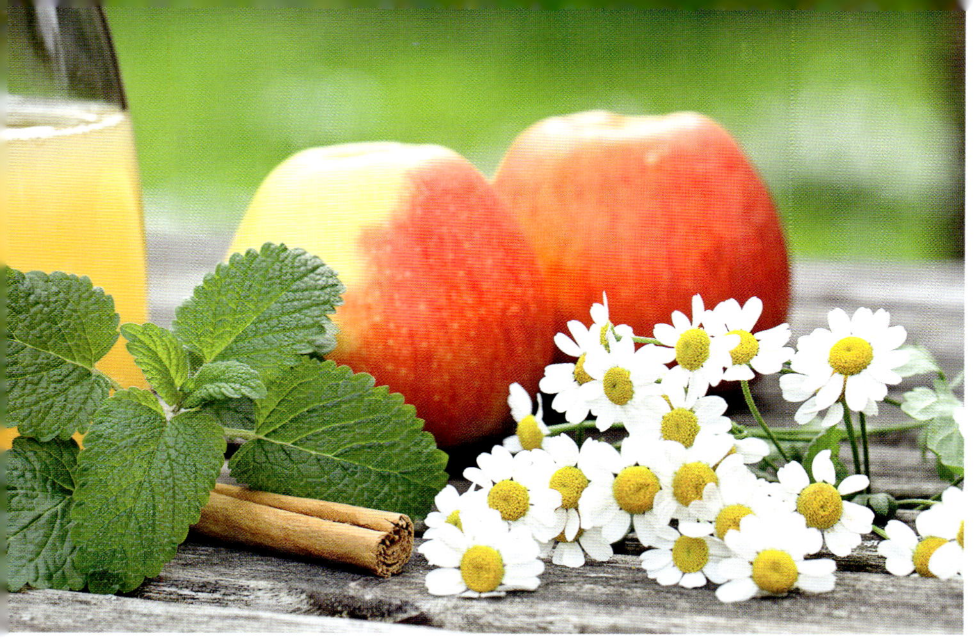

Bauchwehtee für Kinder

Kinder leiden oft an Bauchweh, und das hat unterschiedlichste Ursachen, ob organischer Art, „Heimweh-Bauchweh“ oder „Schul-Bauchweh“. Ein wirklich genussvoller Tee, der wirkt, gut schmeckt und deshalb auch tröstet, ist dieser hier:

1/4 Glas Bio-Apfelsaft
1 Prise Zimt
Teemischung: je 30 g Kamillenblüten, Melissenblätter und ganze Fenchelsamen
200 ml Wasser
Mörser

So geht's

- Einen großen Teebecher (300 ml) zu 1/4 mit Apfelsaft füllen.
- 1 knappen TL der Teemischung mörsern (damit die Fenchelsamen ihren wirksamen Duft freigeben) und mit dem heißen Wasser überbrühen.
- Bedeckt 10 Minuten ziehen lassen.
- Danach in den Teebecher mit dem Apfelsaft abgießen.
- Mit einer Prise Zimt abschmecken, denn dieser wirkt zusätzlich krampflösend, und genießen lassen.

Rezept von Ursel Bühring

Warm tut gut

Am besten legen Sie Ihrem Kind noch eine Wärmflasche auf den Bauch und lesen ihm eine Geschichte vor, das ist Entspannung im Doppelpack!

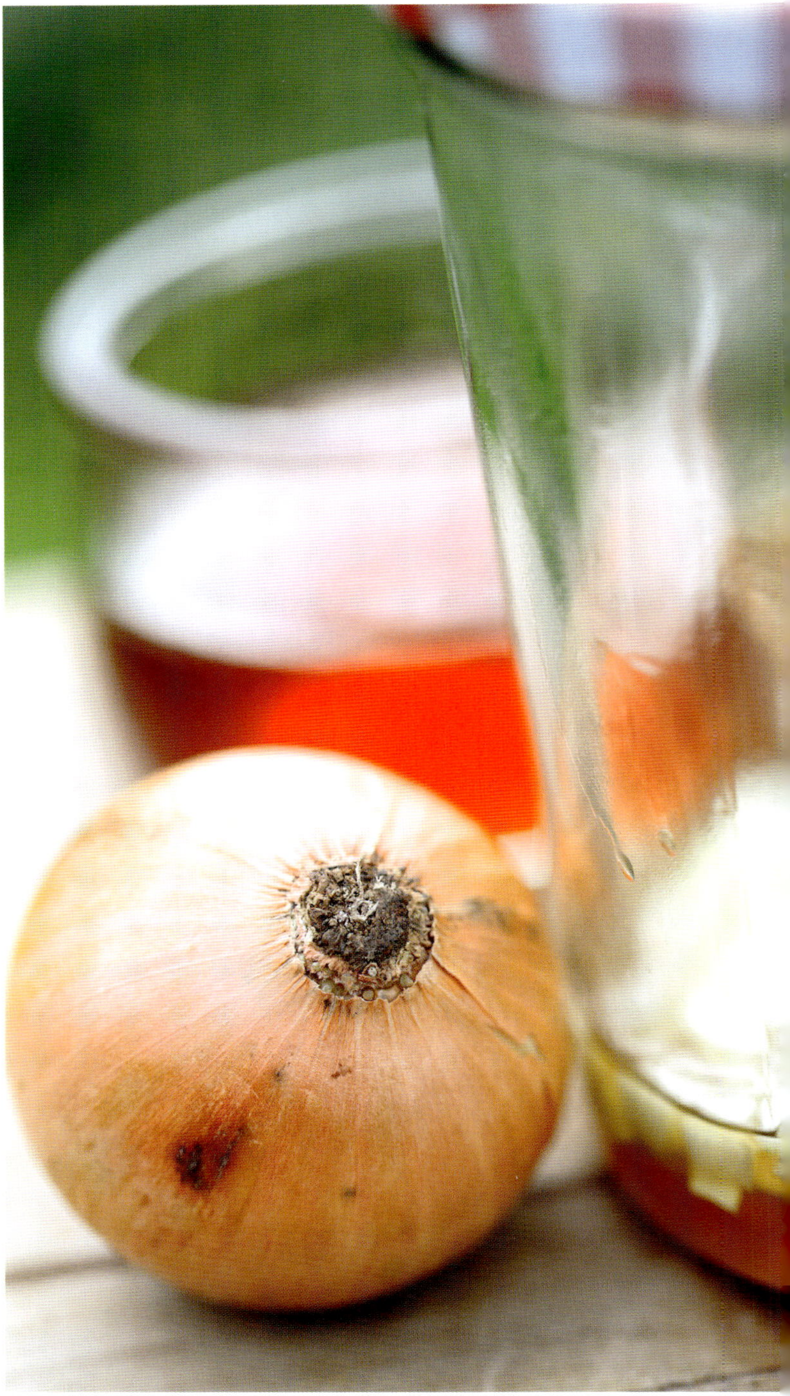

Schniefnasen-Öl

Kinder sind häufig erkältet, da ihr Immunsystem noch nicht gut ausgereift ist. Umso wichtiger ist es, das Immunsystem zu stärken und zu unterstützen. Dabei sind ätherische Öle eine gute Hilfe.

Für etwa 10 Anwendungen

30 ml Mandelöl
je 2 Tropfen ätherisches Lavendel-, Mandarine- und Cajeputöl
1 Tropfen ätherisches Benzoeöl
Glasfläschchen (30 ml)

So geht's

- Die ätherischen Öle in das Mandelöl geben.
- Brust und Rücken des Kindes (ab sechs Jahren) damit einreiben.
- Dem Kind danach ein wärmendes Hemd oder einen weich-wolligen Pullover anziehen.

Rezept von Margret Demleitner

ZWIEBEL-HUSTENSIRUP

Die Zwiebel in Kombination mit Honig hört sich im ersten Augenblick etwas befremdlich an. Wer es aber schon getestet hat, weiß, wie wohlschmeckend und vor allem wirksam dieses Paar ist. Der Hustenreiz wird gelindert und produktiv – ideal also bei einem hartnäckigen oder trockenen Husten. Vor allem Kinder lieben diesen Sirup!

1 kleine Zwiebel
2 EL Honig (alle Sorten sind geeignet)
Schraubglas mit Deckel

SO GEHT'S

- Die Zwiebel in kleine Würfel schneiden und dann in das leere Schraubglas füllen.
- Darüber den Honig geben, nicht verrühren, sondern gleich mit dem Deckel verschließen. Einige Minuten stehen lassen.
- Nach etwa 20 Minuten bildet sich obenauf Saft. Diesen Saft bei Husten mehrmals täglich löffelweise einnehmen.

IMMER PORTIONSWEISE

Diese Art von Hustensaft ist schnell und einfach zubereitet. Der Sirup kann schon bei Kindern ab einem Jahr eingesetzt werden. Bereiten Sie nie große Mengen zu, sondern setzen Sie ihn täglich frisch an, so behält er den guten Geschmack und die Wirksamkeit.

Rezept von Bernadette Bächle-Helde

Der Zwiebel-Hustensirup ist schnell angesetzt aus Zutaten, die ohnehin im Haus sind.

Karottensuppe nach Moro

Gegen kindliche Durchfälle wirkt eine lang gekochte Karottensuppe: Dr. E. Moro (1874–1951), Direktor der Heidelberger Kinderklinik, hatte damit schon 1908 gute Erfolge erzielt und konnte die Sterbe- und Komplikationsrate von Kindern mit Durchfallerkrankungen drastisch senken. Sie wirkt bei jedem Durchfall, heute wie damals.

500 g Bio-Karotten
1 l Wasser
1 l Gemüsebrühe (oder 3 g Salz in 1 l Wasser gekocht)
Mixer oder Pürierstab

So geht's

- Die Karotten schälen und im Mixer zerkleinern.
- Mit 1 l Wasser innerhalb ein bis anderthalb Stunden auf 200 ml einkochen.
- Durch ein Sieb streichen oder pürieren und in die Gemüsebrühe einrühren.
- Die Suppe gleich bei Beginn des Durchfalls mehrmals täglich esslöffelweise verabreichen (soviel das Kind mag), täglich frisch kochen und über einige Tage einnehmen.
- Geeignet für Säuglinge ab sechs Monaten.

Rezept von Ursel Bühring

So wirkt es

Die lange Kochzeit ist wichtig, denn die wirksamen Moleküle werden erst durch längeres Kochen freigesetzt. Es handelt sich dabei um kleinste Zuckermoleküle, die den Darmrezeptoren äußerst ähnlich sind. Die Erreger docken deshalb statt an der Darmwand an den Zuckermolekülen an und werden mitsamt dem Durchfall einfach ausgeschieden.

Gescheitle-Kissen

„Gescheitle" ist ein schwäbischer Begriff für jemanden, der klug ist. Der Name wurde geboren, als wir in der Heilpflanzenschule Kräuterkissen herstellen lernten und eine Teilnehmerin ein konzentrationsförderndes „Lernkissen" für ihren achtjährigen Buben herstellte. Sie gab es ihm mit in die Schule – und plötzlich wollten alle Kinder solch ein Kissen haben!

Für ein Duftkissen

100–150 g konzentrationsfördernde, stimmungsaufhellende getrocknete Pflanzen mit ätherischen Ölen, wie Basilikum, Bohnenkraut, Eberraute, Melisse, Orangenschalen, Pfefferminze, Rosmarin, Thymian und Zitronenverbene

kleine Kissenhülle, etwa 15 × 15 cm, aus Baumwolle oder Leinen, Nadel und Faden

So geht's

- Die Kräuter gut zerkleinert in die Kissenhülle einfüllen.
- Das Kissen zunähen – kinderleicht und fertig!
- Die Kräuter sind sechs bis zwölf Monate wirksam.

Rezept von Ursel Bühring

Sanfte Dufttherapie

Die Körperwärme sorgt dafür, dass die Düfte eingeatmet werden und zur Wirkung kommen. Übrigens: Das Kissen hatte die Mama zum Schutz immer in einer Plastiktüte in den Ranzen gesteckt; dann war es, für die Anwendung herausgenommen, stets sauber und duftete und wirkte lang.

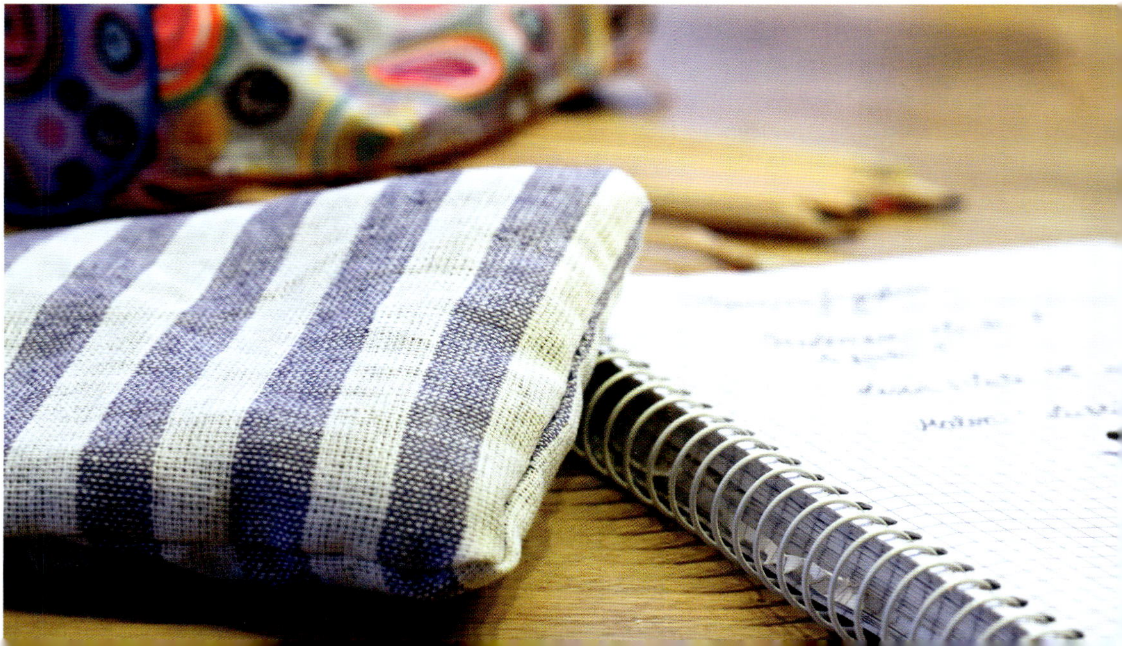

Well-Aging

Heidelberger-Gesund-Pulver

Heidelberger-Pulver ist eine pulverisierte Mischung aus sieben Kräutern, zusammengestellt von Bertrand Heidelberger. Sein angeblich nicht behandelbares Bruchleiden brachte den Laien zur Eigenbeobachtung. Die Entwicklung dieser stark verdauungsanregenden Mischung verhalf ihm entgegen den Erwartungen zu einem gesunden Alter von über 80 Jahren! Ich habe das Originalrezept hier etwas verändert.

Für 140 g Kräuterpulver

je 20 g Wermutkraut, Anis-, Fenchel-, Kümmelsamen, Schafgarbenkraut, Wacholderbeeren und Bibernellewurzeln
elektrische Kaffeemühle, Aromabeutel oder dunkles, weithalsiges Glas

So geht's

- Die Kräuter in einer Schüssel mischen und portionsweise in einer Kaffeemühle möglichst fein pulverisieren.
- In einem dunklen Glas oder einem Aromabeutel aufbewahren und innerhalb eines Jahres aufbrauchen.
- Morgens und abends eine Prise mit zwei Fingern nehmen, auf die Zunge legen und darauf lassen, bis es vergangen ist, dann schlucken. Je länger es auf der Zunge liegt, desto wirksamer ist es.

Das sagte Heidelberger

"Es heilt die kranken Speichel- und Schilddrüsen, reinigt den Magen und die Nieren von dem gefährlichen Schleim und sorgt dafür, dass die tägliche Nahrung richtig und naturgemäss verarbeitet wird, dass es eben täglich frisches, reines, gesundes Blut gibt. Bei Blähungen, Verstopfung, Hämorrhoiden, Bruchleiden, Ödemen, grauem Star." (aus: Das Sieben-Kräuter-Erbe, B. Heidelberger)

Rezept von Conwitha Lapke

Länger-Leben-Pesto

Auf meiner Heilpflanzen-Studienreise nach China habe ich Jiaogulan, die „Pflanze der Unsterblichkeit", kennengelernt. Sie wächst dort wie bei uns Gras. Die Menschen essen die Blätter, kochen Tee daraus und führen darauf ihre sehr hohe Lebenserwartung zurück. Unsterblich möchte ich nicht sein, aber gerne lange und gesund leben – Sie auch?

So wirkt es

Jiaogulan (*Gynostemma pentaphyllum*) enthält hohe Konzentrationen an Ginsenosiden, die nachweislich positive Wirkungen auf den Organismus haben und die Vitalität stärken, ähnlich wie Ginseng.

Für 400 g Pesto

je 60 g frische Jiaogulan- (siehe Kasten) und Basilikumblätter (oder Vogelmierenkraut, Löwenzahn- oder Pfefferminzblätter)
Salz
abgeriebene Schale und etwas Saft einer Bio-Zitrone
150 ml Bio-Olivenöl
50 g Parmesan, frisch gerieben
50 g Bio-Haselnüsse, gemahlen
evtl. Wiegemesser, 4 Schraubgläser (jeweils 100 ml)

So geht's

- Die frischen Kräuter mit dem Wiegemesser oder einem scharfen Küchenmesser sehr fein schneiden.
- Salzen und gleich mit Zitronenschale, -saft und Öl übergießen.
- Parmesan und Haselnüsse untermengen, alles gut durchrühren und auf Wunsch nachwürzen.
- In Gläser abfüllen, mit etwas Olivenöl bedeckt kühl aufbewahren. Das Pesto hält sich drei bis vier Wochen.
- Ich mag es am liebsten als Bereicherung zu Gemüse oder Pasta oder einfach so auf Brot.

Rezept von Ursel Bühring

Jiaogulan ist eine besonders wohlschmeckende und obendrein gesunde Pflanze aus China.

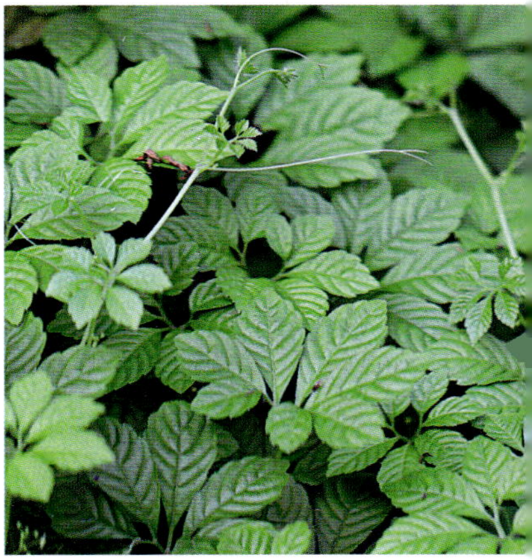

So bekommen Sie es

Kaufen Sie sich eine Pflanze auf dem Markt oder übers Internet – man bekommt auch Bio-Pflanzen. In den Räumlichkeiten der Heilpflanzenschule hatte eine Pflanze locker den Winter überlebt, und auf meiner Dachterrasse wuchert Jiaogulan, so dass ich immer genügend zum Ernten habe: für Tee und als „Sauerampfer-Ersatz". Die Blätter schmecken leicht sauer und ebenso leicht süßlich, ein bisschen zwischen Waldmeister und Lakritz – wunderbar, finde ich!

Der 50-plus-Tee

Alt werden ja, aber nicht altern – das bleibt ein Menschheitstraum. Aber gesund bleiben bis ins hohe Alter, mich körperlich fit fühlen, dafür kann ich einiges tun: mich gesund ernähren, genügend bewegen und positiv dem Leben gegenüberstehen. Abwarten und eine Tasse Tee trinken, der gesund erhält, das wär's doch, oder?

Zweimal im Jahr

Machen Sie am besten zweimal im Jahr diese Kur mit der wohlschmeckenden, Herz, Leib und Seele stärkenden Teemischung!

Für eine 200-g-Teemischung

je 50 g Grünteeblätter und Weißdornblätter und -blüten
je 30 g Ginsengpulver, Rosmarinblätter und Hopfenzapfen
10 g Süßholzpulver

So geht's

- Pro Tasse 1 EL der Mischung mit 250 ml heißem Wasser überbrühen.
- 7 Minuten bedeckt ziehen lassen, abgießen.
- Dreimal täglich eine Tasse trinken, man am besten kurweise, bis diese 200-g-Teemischung aufgebraucht ist.

Rezept von Ursel Bühring

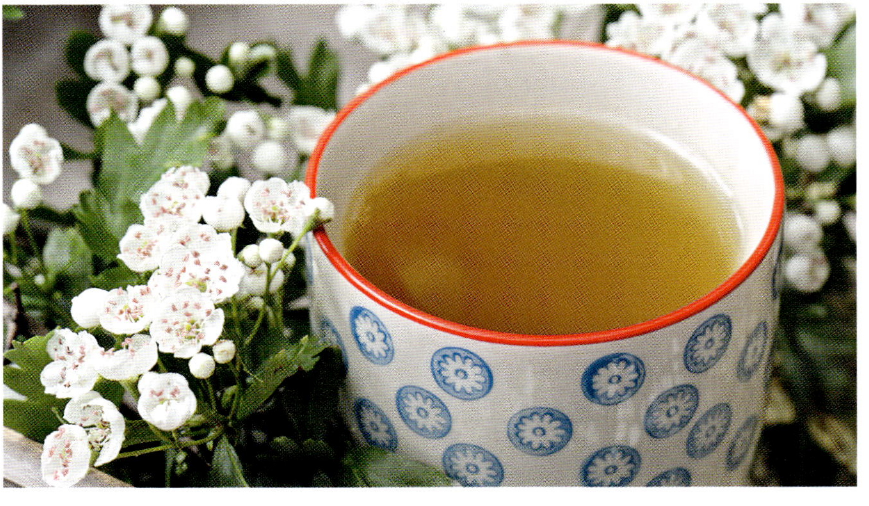

Aphrodites Rosentinktur

Die Rose als Ursymbol der Schönheit begleitet Frauen seit dem Altertum. Ich habe das zwar in meiner Ausbildung damals gehört, dachte jedoch: Was können so eine Handvoll Rosenblätter in Alkohol gelöst schon bewirken? Aber die Rose hat mich eines Besseren belehrt, sie wirkt! Kein Jahr vergeht, ohne dass ich diese Tinktur herstelle und regelmäßig benutze – Sie vielleicht jetzt auch?

Rosenblätter, unbehandelt
200–300 ml 30 %iger Korn
Einmachglas (300 ml), Glasfläschchen (30 ml)

So geht's

- Das Glas locker mit den Rosenblättern bis ganz oben füllen. Mit Korn übergießen.
- Ein bis zwei Wochen ausziehen an einem hellen Fensterplatz ohne pralle Sonne, dabei ab und zu schütteln.
- Durch ein Sieb abgießen und die erste Portion in ein 30-ml-Fläschchen zum Gebrauch abfüllen, den Rest im Glas als Vorrat aufbewahren.

Rezept von Anita Halter

Rose für Jedefrau
Die Rose verleiht jeder Frau die Aura einer Königin. Zur Gesichtspflege kann die Rosentinktur als Reinigungsfluid eingesetzt werden, aber auch bei Hautveränderungen im Gesicht. Sie eignet sich außerdem vorzüglich zur Desinfektion kleiner, nicht blutender Wunden, vor allem von Schürfwunden.

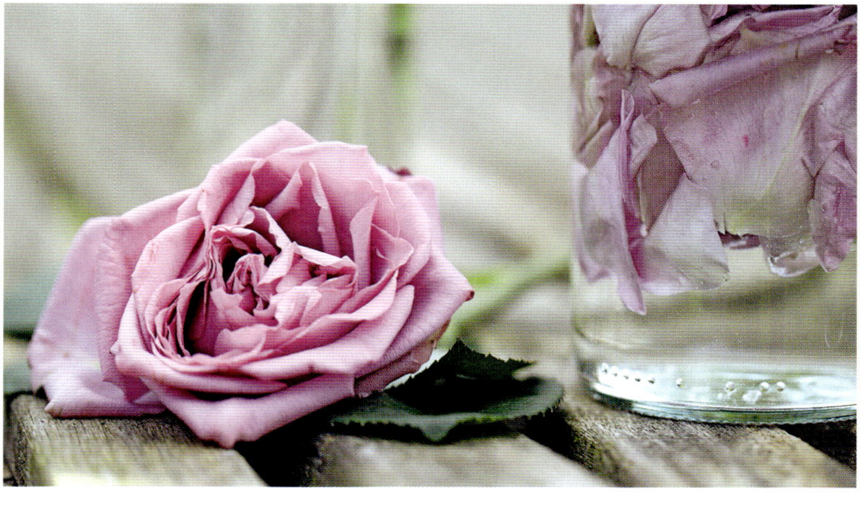

Ungespritzte Rosenblätter aus dem Garten und Korn – einfacher geht es nicht.

FHS-Celluliteöl

Ein wohlduftendes Massageöl, wärmend und durchblutungsfördernd, stand auf dem Unterrichtsprogramm der Freiburger Heilpflanzenschule (FHS). Und wie so oft, wenn die Kreativität wirbelt, entwickelt sich etwas weiter – in diesem Falle das Celluliteöl, das wir daraufhin in jeder Ausbildung zubereitet haben.

Wärmt und entspannt
Das Öl eignet sich auch zur Förderung der Durchblutung und Durchwärmung bei Arthrose, kalten Füßen, im Nieren-Blasen-Bereich oder bei Muskelverspannung. Die Pflanzenmischung wirkt durchblutungsfördernd, erweichend, hormonausgleichend und straffend.

400 ml Bio-Mandelöl
20 getrocknete Efeublätter
1 Bio-Zitrone
etwa 40 g frischen Bio-Ingwer
je 10 g Rosmarinblätter und Fenchelsamen
15 g Wacholderbeeren
Mörser, 4 dunkle Gläser (100 ml)

So geht's
- Efeublätter sehr klein schneiden.
- Mit dem Zestenreißer die Zitronenschale abrebeln.
- Ingwer mitsamt Schale ganz klein schneiden, Kräuter und Samen mörsern.
- Alle Zutaten ins Glasgefäß geben und mit dem Öl übergießen.
- Drei Wochen stehen lassen, täglich gut schütteln, danach abgießen.
- In dunkle Gläser abfüllen und beschriften. Kühl gelagert, ist das Öl drei bis sechs Monate haltbar.
- Bei Cellulite zweimal täglich an den betroffenen Stellen kräftig einmassieren. Am besten parallel zur Frühjahrskur durchführen (Seite 52), dabei genügend trinken und ausreichend bewegen.

Rezept von Ursel Bühring

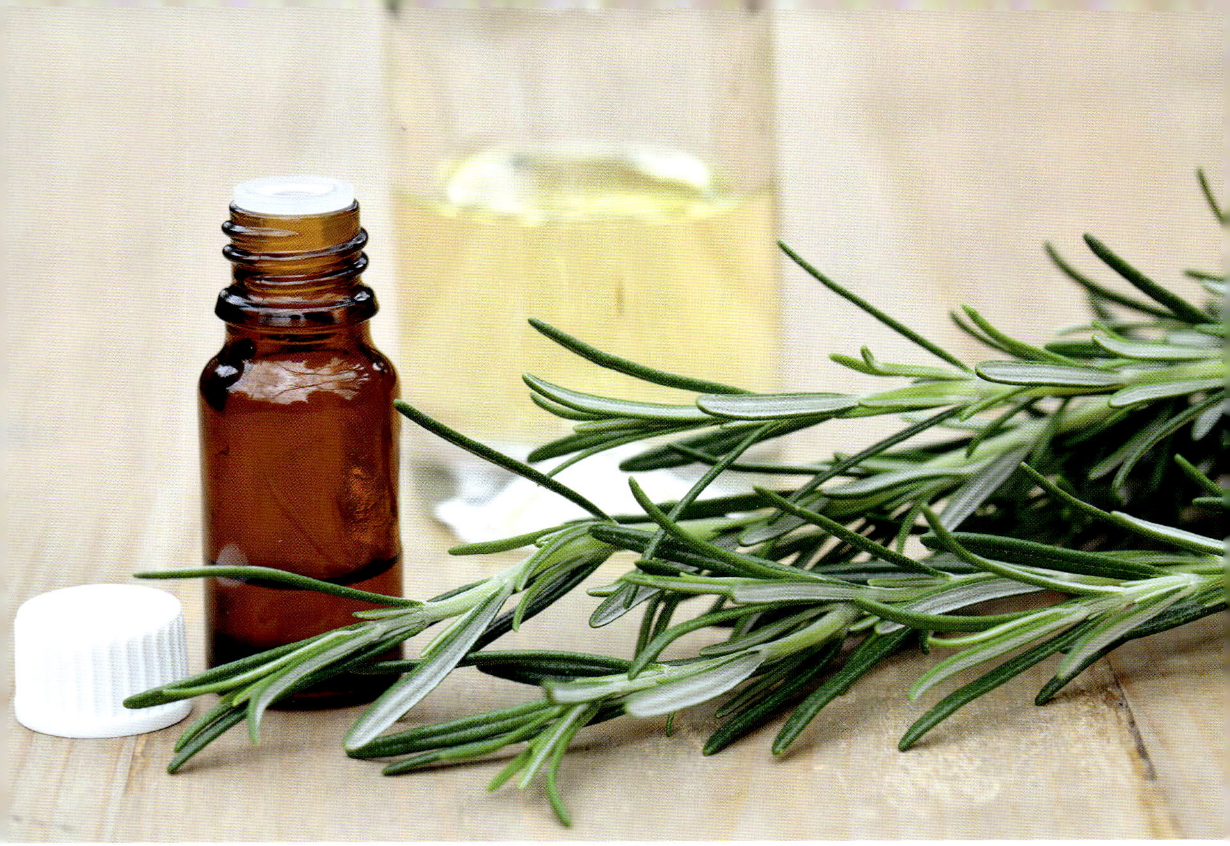

Rosmarin-Gewebestraffer

„Wenn du am Rosmarin riechst, wird er Dich jung erhalten." Rosmarin hat seinen Ruf als Schönheitskraut und Jungbrunnen seit der Antike, und das wundert mich nicht, wenn ich an seine durchblutungsfördernden, straffenden Eigenschaften denke. Deshalb her mit dem duftenden Beinwickel – die nächste Bikinisaison kommt bestimmt!

je 50 ml Bio-Mandel- und Olivenöl
25 Tropfen ätherisches Rosmarinöl (unbedingt 100 % naturreine Qualität nehmen, zum Beispiel Typ Verbenon)
Frischhaltefolie

So geht's

- Die Öle vermengen.
- Öl in die Oberschenkel einmassieren und mit der Folie umwickeln. In ruhendem Zustand 30 Minuten einwirken lassen.
- Wenn möglich als tägliches Ritual über drei Wochen anwenden.

Rezept von Tanja Benzing

Das können Sie noch tun

Zu einer erfolgreichen Anti-Cellulite-Behandlung gehört auch eine vorwiegend basische Ernährung, damit Säuren und Schlacken aus dem Bindegewebe gut ausgeleitet werden. Das ist gar nicht so schwer: Greifen Sie häufig zu grünem Blattgemüse und Salaten, ersetzen Sie Pasta und Reis durch Kartoffeln und Hirse. Essen Sie Früchte (in Maßen), wenn Sie die Lust auf Süßes packt, und bevorzugen Sie Nüsse statt Fleisch oder Wurstwaren. Essig können Sie durch Zitronensaft ersetzen. Und trinken Sie lieber Quellwasser statt kohlensäurehaltige Getränke.

Für Frauen

Pflegendes Lipgloss

Solch ein seidig schimmerndes Gloss pflegt und schützt, und es zaubert je nach Farbpigment einen sanften Farbton auf die Lippen. Dieses Produkt begeistert die meisten weiblichen Wesen – irgendwie scheint das Verschönern mit einem Hauch Farbe in unseren Genen zu liegen. Das nicht ganz einfache Rezept ist etwas für Naturkosmetik-Fans – seien Sie mutig, probieren Sie es aus!

Für drei kleine Lipgloss-Döschen

je 1 g Carnauba- und Bienenwachs
15 g Mandelöl (erfahrene Naturkosmetik-Fans können stattdessen selbst gemachten Alkanna-Mandelölauszug verwenden, siehe Tipp unten)
15 g Rizinusöl
evtl. 1 Msp. Perlglanz-Pigment oder kleines Stückchen Lippenstiftrest
3 Tropfen ätherisches Melissenöl 30 % oder 3 Tropfen Vanilleextrakt
Becherglas (50 ml), 3 Salbendöschen (10 ml)

So geht's

- Die Wachse und Pflanzenöle im Becherglas bei mittlerer Temperatur auf der Herdplatte schmelzen.
- Pigment oder Lippenstiftrest in der warmen Schmelze auflösen.
- Je 1 Tropfen ätherisches Öl in ein Töpfchen tropfen, mit der Wachs-Öl-Mischung aufgießen. Nach dem Festwerden verschließen.

Für Profis: Alkanna-Mandelölauszug

1–2 TL Alkanna-Wurzelstücke in 50 ml Mandelöl etwa 30 Minuten ziehen lassen. Dieser Ölauszug verfärbt sich rubinrot. Alkanna ist ein altbewährtes Färberholz, das in der Rinde des Wurzelstockes eines Borretschgewächses vorkommt.

Rezept von Pia Hess

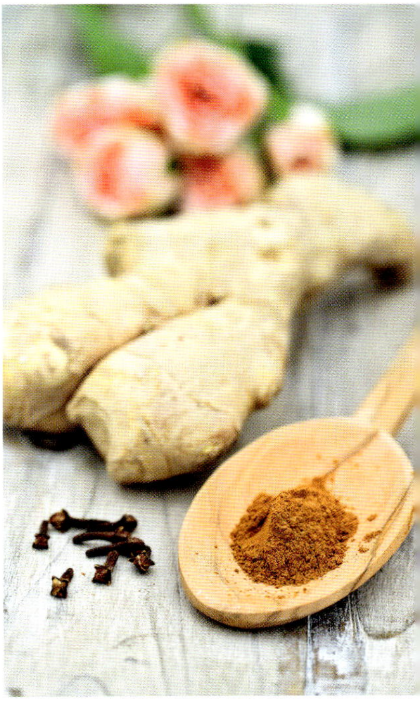

Sinnliche und wärmende Zutaten bringen Erotik in den Liebestrank.

Rosoli-Liebestrank

Rosoli ist als ein uralter Schweizer Liebestrank bekannt. Wahrscheinlich ursprünglich aus Italien eingeführt, als Mitbringsel nach dem Verkauf von Schweizer Vieh auf norditalienischen Viehmärkten, entwickelten sich viele regionale Rezepturen. Ihre Wirkung wird bis heute geschätzt.

Für 1 Liter

250 g Zucker
250 ml Wasser
5–10 g Zimt
je 2,5–5 g Galgant, Zitwerwurzel, Ingwer und Gewürznelken
2–4 g Muskatblüte
1–3 g Muskatnuss, Veilchenwurzel, Kardamom, Zitronen- und Pomeranzenschalen
je 1–2 g Rhabarberwurzel und Kubebenpfeffer
je 1/4 Handvoll Rosmarin und trockene Rosen
1 l Schnaps nach Wunsch (38 % Vol.)
evtl. Mörser, weithalsige Glasflasche (1,5 Liter), Glasflaschen zum Abfüllen

So geht's

- Durch die alten, regional unterschiedlichen Maßangaben existieren keine verbindlichen Mengenangaben. Diese können Sie innerhalb der angegebenen Bereiche nach eigenem Geschmack variieren.
- Stellen Sie zuerst einen Zuckersirup her: den Zucker im Wasser aufkochen und auf 250 ml einkochen. Beiseite stellen. Alle Gewürze und Kräuter grob im Mörser zerstoßen oder mit einem Messer zerkleinern und in eine weithalsige Glasflasche geben.
- Mit Schnaps aufgießen und mit dem Zuckersirup vermischen.
- Für mindestens einen Tag bis maximal zehn Tage an einen hellen Platz stellen, mehrfach schütteln.
- Durch einen Kaffeefilter abseihen und in dekorative Glasflaschen abfüllen und beschriften.

Rezept von Conwitha Lapke

Die Original-Anleitung

Alles gröblichest zerstossen und zerschnitten, in einer gläsernen Flasche 1 Mass guten Branntwein daraufgegossen, mit 1/2 Pfund geläuterten Zuckersirup vermischt, einen Tag oder 10 digerieren lassen. Hernach durch einen tüchernen Sack gelassen und aufbehalten.

Winter-Rosencreme

Eine zarte, geschmeidige Creme für trockene und empfindliche Haut: Diese Creme bietet einen ausgezeichneten Schutz vor Witterungseinflüssen, trockener Luft und Kälte. Vor allem im Winter ist sie die Lieblingscreme meiner Kunden. Es lohnt sich, eine größere Menge als Geschenk herzustellen. Übrigens: Alle Zutaten bekommen Sie in der Apotheke.

Rezeptur für zwei Cremedosen à 40 ml

Schritt 1: Fettphase

3 g Bienenwachsplättchen
10 g Lanolin anhydrid
je 15 g Jojoba- und Mandelöl
3 g Kakaobutter
Thermometer, Becherglas

So geht's

- Bienenwachs und Lanolin ins Becherglas geben, im Wasserbad schmelzen.
- Pflanzenöle dazurühren, bis eine klare Schmelze entstanden ist.
- Kakaobutter zufügen, alles bis 70 °C erwärmen.

Schritt 2: Wasserphase

40 g Rosenhydrolat (oder 33 g Hydrolat und 7 g 70 %ige Rosentinktur)
etwa 6 Tropfen ätherisches Rosengeraniumöl oder 2 Tropfen ätherisches Öl Rose bulgarisch
evtl. 5 Tropfen Wildrosenöl
Becherglas, Stabmixer, Thermometer, 2 Cremedosen (jeweils 40 ml)

So geht's

- Rosenhydrolat, und falls verwendet auch die Rosentinktur, in separatem Becherglas oder Topf bis 70 °C erwärmen. In sanftem Strahl unter Rühren mit dem Mixer in die Fettphase geben. Nicht zu hochtourig weiterrühren, bis die Creme sich verdichtet (emulgiert) und unter 35 °C abgekühlt ist.
- Ätherisches Öl und Wildrosenöl dazurühren, Creme in Döschen abfüllen und beschriften.
- Bei Verwendung der alkoholischen Rosentinktur ist die Creme vier bis sechs Wochen haltbar, ohne die Tinktur etwa zehn Tage. Um die Creme auf Vorrat herzustellen, können Sie sie einfrieren.

Rezept von Pia Hess

Sorgfältig arbeiten lohnt sich

Die Herstellung dieser Rosencreme klingt vielleicht etwas nach Chemielabor. Sie ist auch nicht ganz einfach, und Sie sollten sehr sorgfältig arbeiten, sonst enttäuscht die Creme vielleicht oder bleibt nicht stabil. Betrachten Sie es als Herausforderung: einmal richtig gemacht, werden Sie begeistert sein!

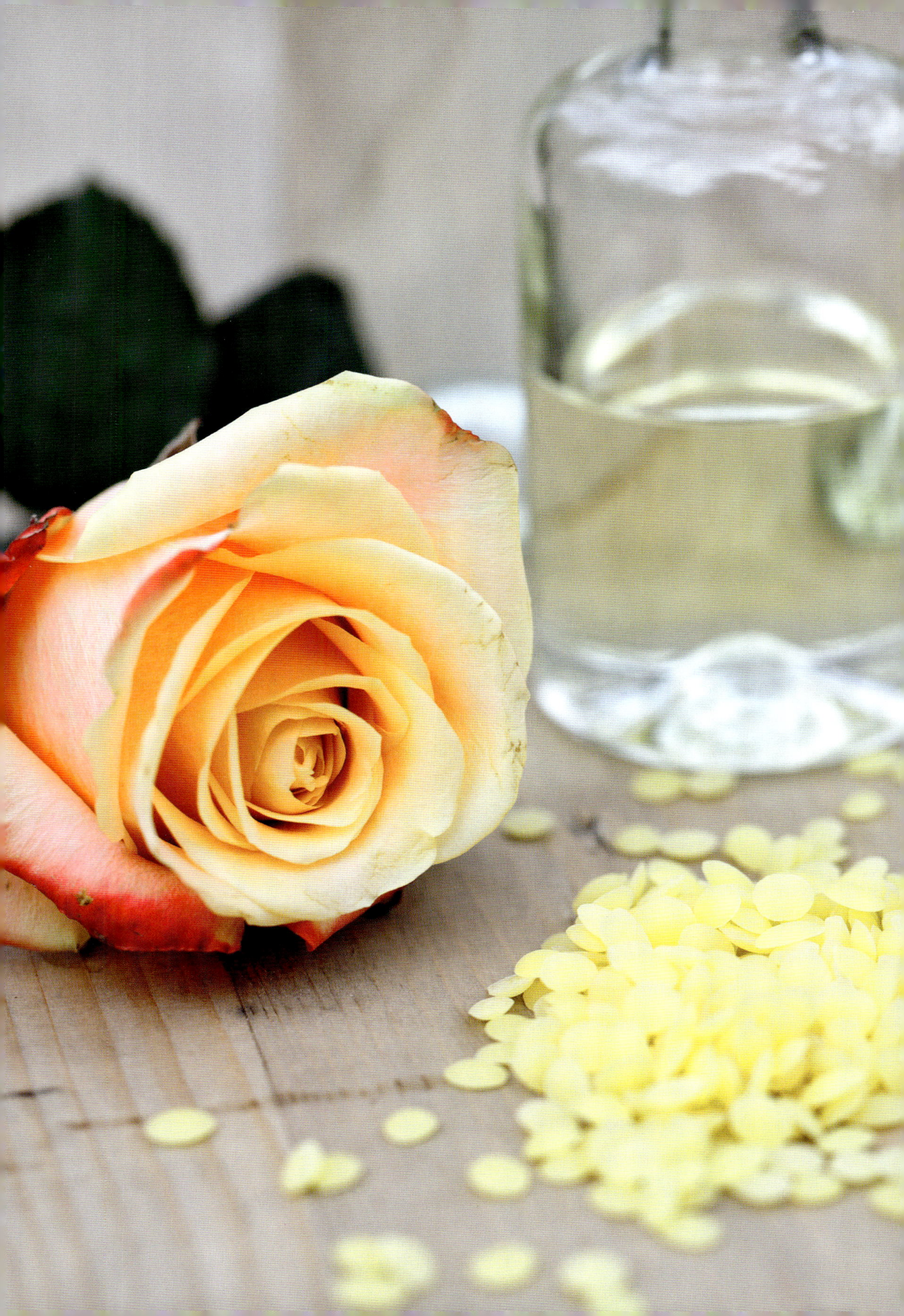

ANTI-STRESS-TEE FÜR FRAUEN

Jeder kennt Stress, und dieser muss nicht negativ sein, es gibt auch den anregenden, positiven, sogenannten Eu-Stress. Aber wenn Stress lahmlegt, den Blutdruck hochtreibt, das Herz zu schnell schlagen oder Sie nicht mehr schlafen lässt, dann sollten Ruhe, Entspannung und eine gute, abgerundete Teemischung helfen. Und bitte dem Stressauslöser auf die Spur kommen!

GELUNGENE KOMBINATION
Der herzstärkende Weißdorn senkt die Ausschüttung von Stresshormonen. Kakaoschalen, Herzgespann, Melisse und Passionsblume mindern Stress und stärken das Herz. Mate- und Grüntee regen an; das bittere Tausendgüldenkraut tonisiert und Rosen harmonisieren auf allen Ebenen.

FÜR EINE 200-G-TEEMISCHUNG
50 g Weißdornblüten und -blätter
je 30 g Mate- oder Grünteeblätter, Melissenblätter sowie Passionsblumenkraut
je 20 g Herzgespannkraut und Rosenblüten
je 10 g Kakaoschalen und Tausendgüldenkraut
Mörser

SO GEHT'S
- 1 EL der Mischung mörsern und mit 250 ml heißem Wasser überbrühen.
- 10 Minuten bedeckt ziehen lassen, danach abgießen.
- Dreimal täglich eine Tasse trinken.

Rezept von Ursel Bühring

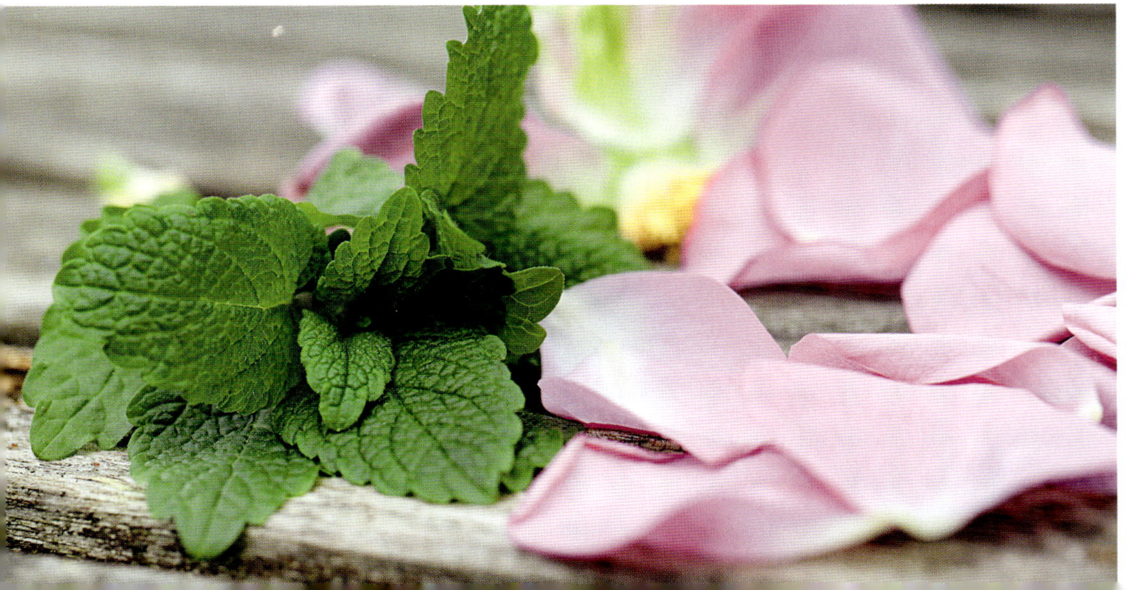

Energieschub mit Ingwerwickel

Bei Nervosität und „Schlapp-Sein" fördert dieser Ingwerwickel die Wärmebildung und Entspannung im Körper. Der Wickel ist gut für die kleine Auszeit zwischendurch: für Mütter mit kleinen Kindern, wenn diese mal wieder an den Nerven zehren, genauso wie für Frauen, die immer ihren Mann stehen sollen. Oder einfach in Erschöpfungsphasen in jedem Alter. Nehmen Sie sich Zeit für sich!

5 EL frisch geraspelter Ingwer
150 ml Wasser
1 l heißes Wasser
Baumwolltuch oder Stoffwindel, Handtuch, Wolldecke

So geht's

- Den geraspelten Ingwer in den 150 ml Wasser zum Kochen bringen und 10 Minuten quellen lassen, dann abseihen.
- Danach noch 1 Liter heißes Wasser dazugießen.
- Das Baumwolltuch oder die Stoffwindel darin tränken. Auswringen, im Nierenbereich auflegen und mit einem trockenen Handtuch abdecken.
- Jetzt in eine warme Wolldecke gehüllt ausruhen.
- Spätestens nach 10 Minuten entsteht ein intensives Wärmegefühl, das den ganzen Körper stärkt.
- Die Kompresse nach Gefühl oder nach 30 Minuten abnehmen, und noch für weitere 15 Minuten nachruhen.

Rezept von Tanja Benzing

Ingwer aussen und innen
Wer Lust auf Ingwerwasser hat, kann natürlich vorher davon trinken. Einfach etwas Ingwer mit heißem Wasser übergießen. Schönes Genießen bei der kleinen Auszeit!

Couperose-Teekompressen

Manche Frauen neigen auf den Wangen und rund um die Nase zu Rötungen und erweiterten, ganz feinen bläulich-roten Äderchen, die durch die Haut schimmern. Man nennt das Couperose, der meist eine Bindegewebsschwäche zugrunde liegt. Diese Teekompressen beruhigen die Haut.

Für eine 200-g-Teemischung

je 30 g Ackerstiefmütterchen, Buchweizenkraut und Ringelblumenblüten
je 20 g Schafgarbenkraut, Zaubernussblätter, Kamillenblüten, Hopfenzapfen und Johanniskraut
10 g Lavendelblüten
Waschschüssel, Stofftaschentuch oder kleines Gästehandtuch

So geht's

- 2 EL dieser Teemischung mit 500 ml heißem Wasser überbrühen.
- 20 Minuten ziehen lassen und in die Waschschüssel abgießen.
- Den Tee unbedingt erst abkühlen lassen, bis er körperwarm ist – das ist bei Couperose wichtig! Dann erst das Taschen- oder Handtuch eintunken, etwas auswringen und u-förmig über das Gesicht legen.
- Etwa 15 Minuten einwirken lassen, danach die Kompresse abnehmen. Zum Schluss eine Feuchtigkeitspflegecreme auftragen.
- Die Kompresse können Sie täglich auflegen.

Rezept von Ursel Bühring

Außerdem ...

Vermeiden Sie bitte alles, was die Durchblutung der Haut fördert: Sauna, zu viel Sonne, scharfe Gewürze, heiße Getränke, Kaffee, Alkohol und Stress. Und auch Hautpflegeprodukte mit Mineralölen, weil diese die Haut regelrecht verschließen. Mit Naturkosmetik liegen Sie richtig.

Wie die Kräuter wirken

Lavendel, Hopfen und Kamille beruhigen die Haut. Letztere wirkt auch entzündungshemmend, genauso wie die Schafgarbe, die zusätzlich die kleinen Kapillaren tonisiert. Johanniskraut, Ringelblume und Zaubernuss wirken wundheilungsfördernd und reizmildernd. Antioxidativ, also als Zellschutz, fungieren Zaubernuss, Buchweizen und Stiefmütterchen. Ringelblumen helfen Feuchtigkeit zu speichern. Buchweizen stabilisiert die Kapillargefäßmembranen genauso wie das Ackerstiefmütterchen, welches eigentlich die wichtigste Haut-Pflanze ist, da es zugleich die Haut elastisch hält und beruhigt.

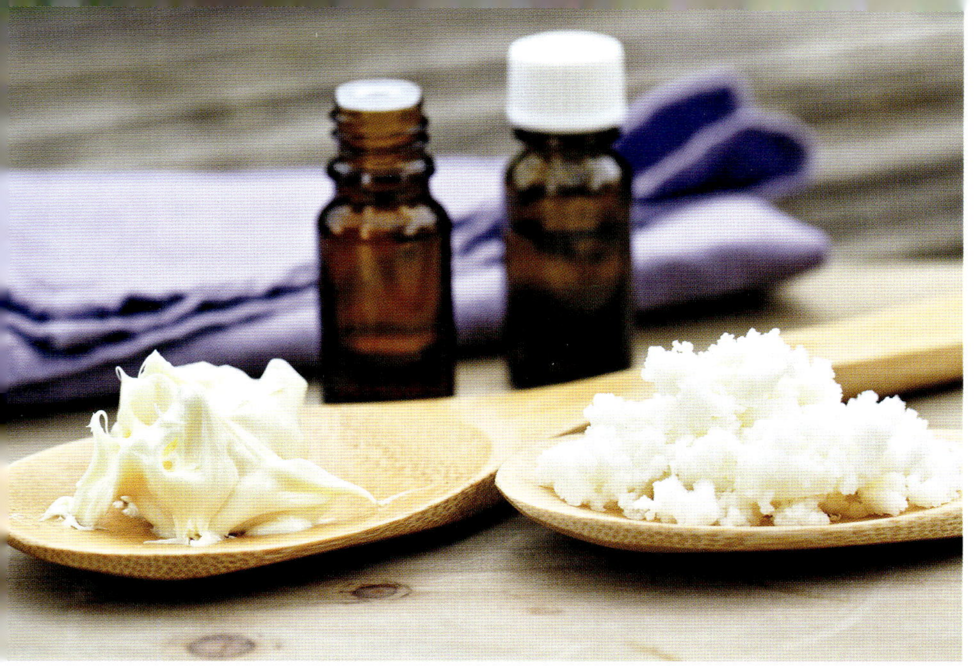

Salbe bei Scheidenpilz

Ätherische Öle, gewonnen aus Lavendel, Palmarosa und Teebaum, haben eine heilende Wirkung bei Scheidenpilz. Sie sind Balsam für die Schleimhäute und bringen sofort und nachhaltig Erleichterung bei Juckreiz. Zudem sind sie keine chemische Keule und können immer wieder eingesetzt werden.

30 g Lanolin
20 g Sheabutter
je 5 Tropfen Sanddornfruchtfleischöl und ätherisches Palmarosaöl
3 Tropfen ätherisches Lavendelöl
2 Tropfen ätherisches Teebaumöl
Salbendose (50 ml)

So geht's

- Lanolin, Sheabutter und Sanddornfruchtfleischöl zusammen behutsam erwärmen, bis alles gerade flüssig ist, nicht heißer werden lassen.
- Danach die ätherischen Öle zufügen.
- Alles gut verrühren, in ein Töpfchen abfüllen und offen erkalten lassen. Danach verschließen und beschriften.
- Die juckenden Stellen äußerlich und innerlich zweimal täglich, vor allem abends, damit pflegen.

Rezept von Friederike Schäck

Erwiesene Wirksamkeit

Dass ätherische Öle so ein wirksames Potenzial entfalten, Keime, also Bakterien, Viren oder wie in diesem Fall auch Pilze, zu vertreiben, ist zwischenzeitlich wissenschaftlich bewiesen. Ich habe diese Rezeptur schon vielfach weitergegeben an Frauen und wünsche mir, dass noch viele davon profitieren und spüren: Es wirkt, ohne zu schaden.

Menskrampf ade

Ein Dauerbrenner in meiner Naturheilpraxis! Wichtig ist, dass Sie rechtzeitig mit dem Trinken dieses Tees beginnen. Das Entspannen einer bereits verkrampften Gebärmutter ist weitaus schwieriger als im Vorfeld dafür zu sorgen, dass sie sich gar nicht erst verkrampft.

Für eine 100-g-Teemischung

50 g Gänsefingerkraut
je 25 g Kamillenblüten und Frauenmantelkraut

So geht's

- 1–2 TL der Teemischung mit 250 ml heißem Wasser übergießen, 10 Minuten zugedeckt ziehen lassen.
- Die Kondenstropfen vom Deckel in die Kanne tropfen lassen, Tee über ein Sieb abgießen.
- Dreimal täglich eine Tasse Tee trinken.

Doppelt hält besser

Kombinieren Sie den Tee mit einer äußerlichen Anwendung in Form eines Massageöls (siehe rechte Seite).

Rezept von Helga Ell-Beiser

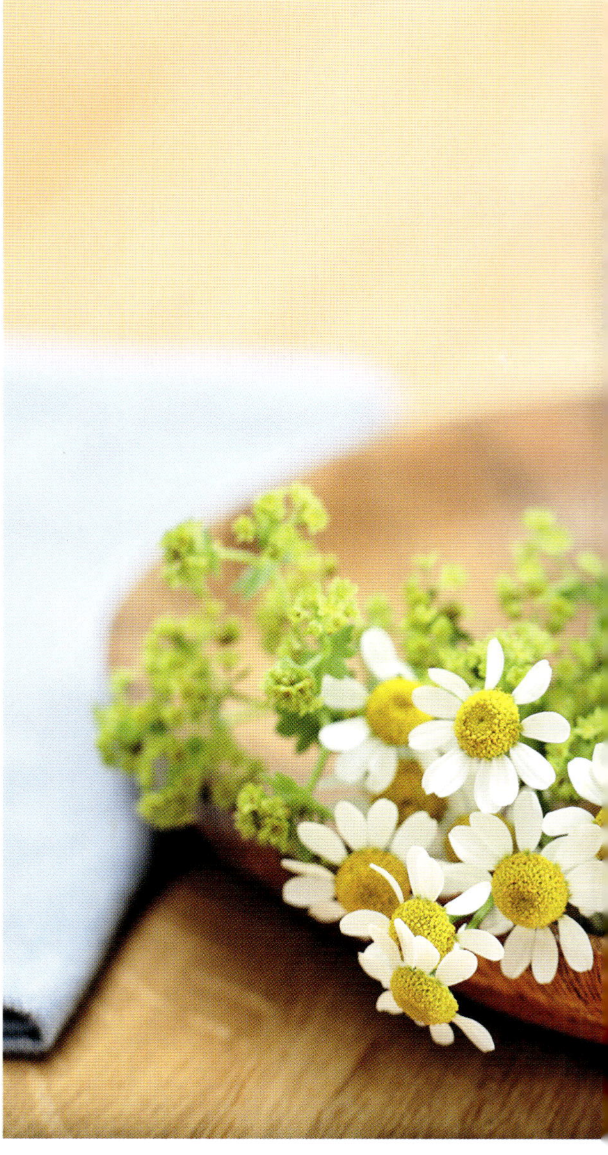

Der Tee wirkt mit dreierlei entspannenden Heilpflanzen. Das Öl ist die ideale Ergänzung.

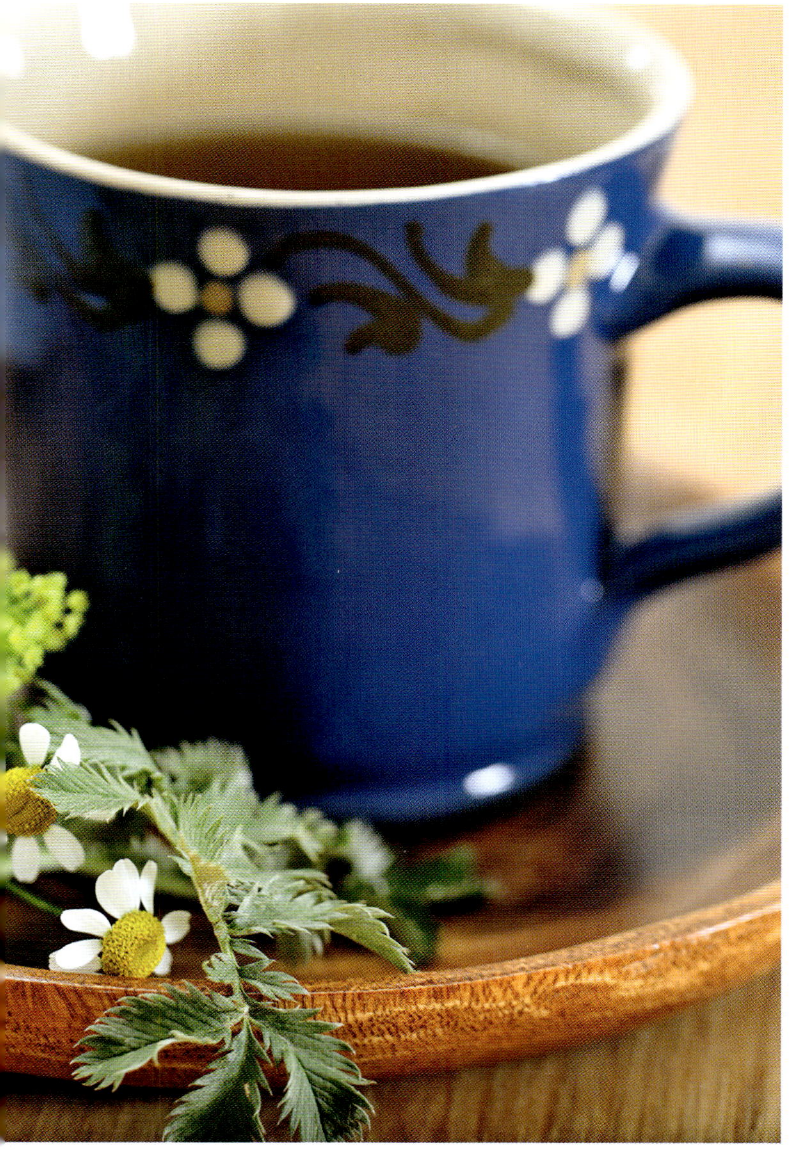

Krampf-Weg-Öl

Dieses Massageöl gegen Menstruationskrämpfe wirkt krampflösend und hüllt frau mit seinem unglaublich wohlriechenden Duft richtig ein. So angenehm kann „Medizin“ sein!

50 ml Johanniskrautöl
je 3 Tropfen ätherisches Kamillen-, Lavendel- und Thymianöl
1 Tropfen ätherisches Rosenöl oder das kostengünstigere Rosengeranienöl
Glasflasche (50 ml)

So geht's

- Alle Öle in der Glasflasche mischen.
- Flasche schließen, kurz schütteln und beschriften.
- Mehrmals täglich die Unterbauch- und Kreuzregion damit einreiben.

Die Wirkung verstärken

Legen Sie nach dem Einreiben eine Wärmflasche auf und kombinieren Sie diese äußerliche Anwendung mit dem krampflösenden Tee von der linken Seite.

Rezept von Helga Ell-Beiser

Für Männer

Der duftende Mann

Männerparfums sind ein ganz eigenes Thema. Männer lieben Düfte, nicht nur an Frauen, sondern auch an sich. Aber bitte nicht blumig. Von den Männern werden holzige, erdige, aber auch zitronige Düfte bevorzugt.

Rezept 1
50 ml Mandelöl
6 Tropfen ätherisches Orangenöl
je 2 Tropfen ätherisches Patchouli-, Zedern- und Benzoeöl
1 Tropfen ätherisches Vetiveröl
Glasfläschchen (50 ml)

Rezept 2
30 ml Jojobaöl
5 Tropfen ätherisches Öl Mandarine grün
3 Tropfen ätherisches Vetiveröl
2 Tropfen ätherisches Eichenmoosöl
Glasfläschchen (50 ml)

So geht's
- Die jeweils angegebenen ätherischen Öle in das fette Öl geben.
- Als Gesichtsöl nach der Rasur oder als Körperöl verwenden.

Männer lieben es praktisch
Diese beiden Mischungen sind als duftendes Gesichts- oder Körperöl gedacht; sie pflegen gleichzeitig die Haut. Aber man kann sie auch als Parfum mischen: Geben Sie dazu die oben angegebenen ätherischen Öle zusammen in einen Roll-on-Stift (10 ml, aus der Apotheke) und füllen mit Mandelöl auf. Das sieht aus wie ein Mini-Deo-Roller und passt locker in jede Hosentasche.

Rezept von Margret Demleitner

Rasierwasser

Manche Männer haben Schwierigkeiten mit Parfums an sich – aber alle lieben nach der Rasur ein pflegendes, erfrischendes und wundheilendes Rasierwasser. Hier ist ein Rezept für den klaren, dynamischen Typ.

15 ml 90%igen Alkohol
35 ml Rosmarin- oder Hamamelishydrolat
je 5 Tropfen ätherisches Grapefruit- und Rosenholzöl
3 Tropfen ätherisches Sandelholz- oder Zedernöl
je 2 Tropfen ätherisches Benzoe- und Ylang-Ylang-Öl
1 Tropfen ätherisches Vetiveröl
Glasfläschchen (50 ml)

So geht's

- Die ätherischen Öle in den Alkohol geben.
- Diese Mischung in das Hydrolat füllen. Gut schütteln.

Rezept von Margret Demleitner

Was sind Hydrolate?
Das sind duftende Pflanzenwässer, die meist als Nebenprodukt bei der Wasserdampf-Destillation ätherischer Öle gewonnen werden. Sie enthalten die wasserlöslichen Pflanzeninhaltsstoffe und in Spuren noch ätherische Öle. Das Hydrolat wirkt ähnlich, aber nicht genau gleich und sehr viel milder als das entsprechende ätherische Öl.

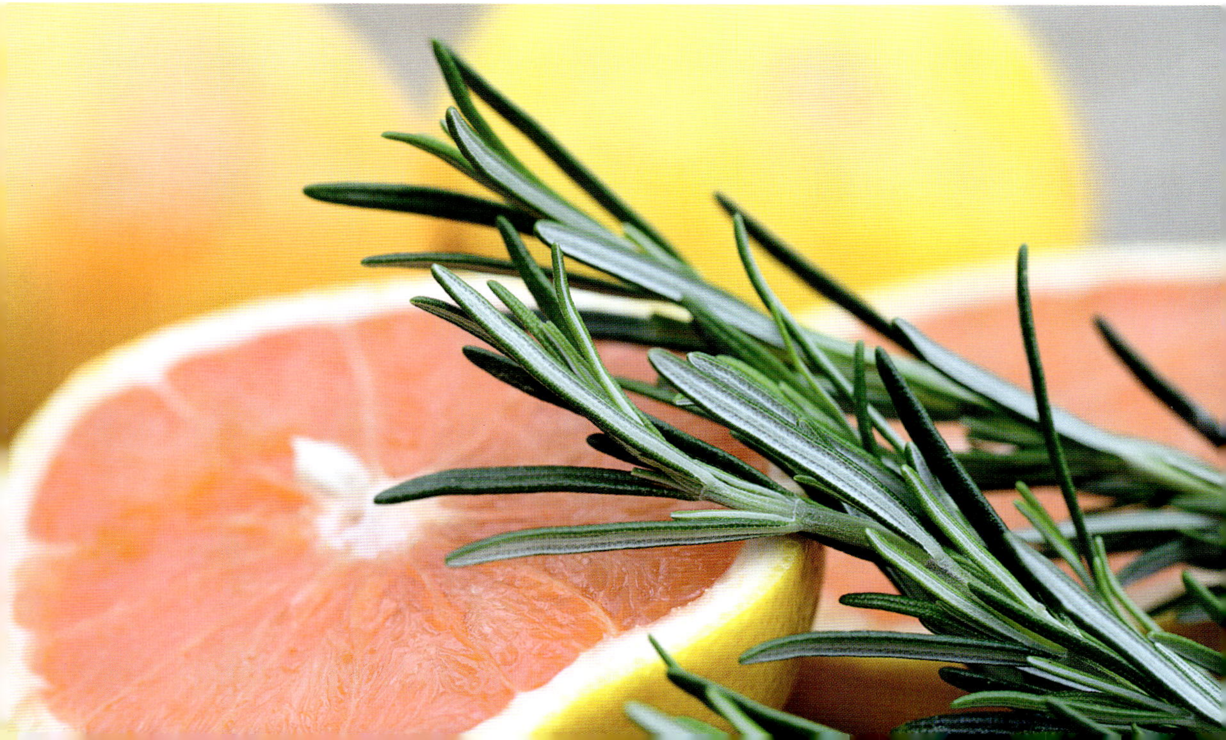

ANTI-STRESS-TEE FÜR MÄNNER

„Mann" steht unter Dampf, soll stets Höchstleistungen vollbringen und geistig und körperlich immer fit sein: Das wiederum macht noch mehr Stress. Diese Teemischung bringt Männer zur Mitte zurück.

FÜR EINE 100-G-TEEMISCHUNG

je 20 g Grüntee-, Melissen- und Rosmarinblätter, Rosenwurzwurzeln, Bitterorangenschalen
Mörser

SO GEHT'S

- Pro Tasse 1 TL der Mischung mörsern.
- Mit einer Tasse heißem Wasser überbrühen.
- 10 Minuten bedeckt ziehen lassen, danach abgießen.
- Dreimal täglich eine Tasse trinken.

GENIALE WIRKUNG

Der Tee gleicht aus: Er regt an, ohne nervös zu machen, er tonisiert und macht andererseits gelassen.

Rezept von Ursel Bühring

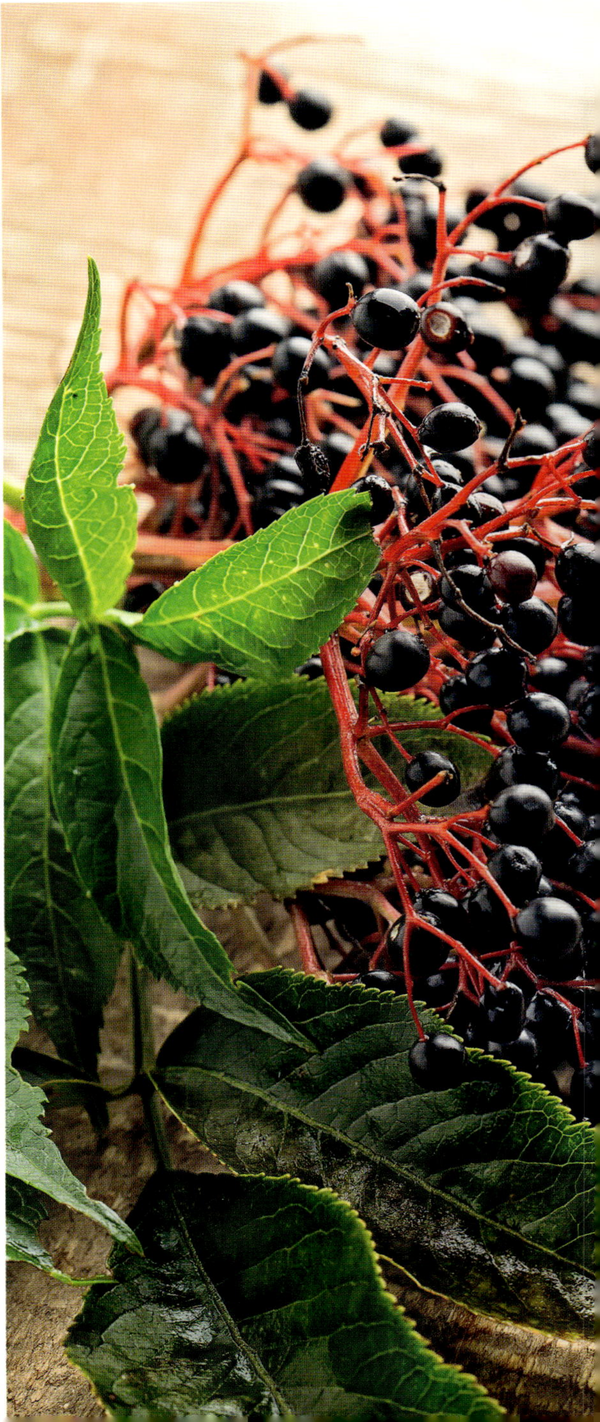

Saft aus Holunderbeeren macht den Glühwein so aromatisch und gesund.

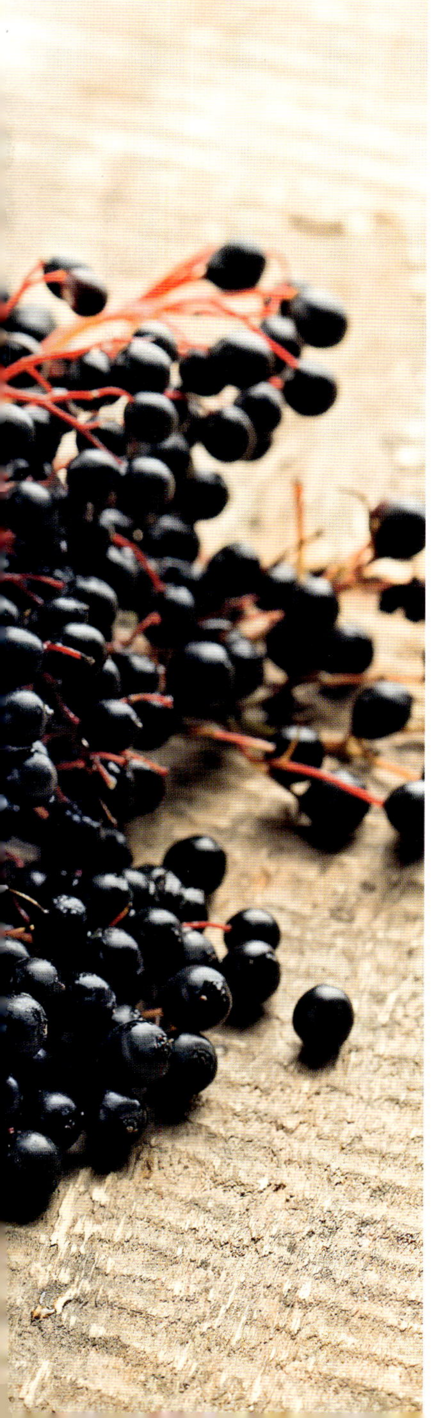

Holunderglühwein

„Vor dem Holunder zieh den Hut herunter!" Diese Redensart zeigt die Wertschätzung gegenüber der Heilkraft dieses Strauchs, von der man seit der Antike weiß. In den Beeren sind vor allem wertvolle Anthocyane und die Vitamine C und B enthalten. Ein genussreiches Getränk für die Abwehrkräfte – das tut nicht nur dem Mann gut!

Für 2 Liter

1 l Holundersaft
1 l trockener Bio-Rotwein
4 Nelken
1 Zimtstange
2 Kardamomkapseln
3 EL Zucker oder Honig
etwas geriebene Zitronenschale

So geht's

- Den Holundersaft mit dem Rotwein in einem Topf zum Kochen bringen.
- Nelken, Zimtstange und Kardamomkapseln zerkleinern und zum Glühwein dazugeben, mit aufkochen.
- Den Zucker oder Honig erst zum Schluss dazugeben, je nach Geschmack noch nachsüßen. Mit der geriebenen Zitronenschale verfeinern. Fertig ist ein abwehrkräftiger und schmackhafter Glühwein für die kalte Jahreszeit!
- Nach dem Aufkochen etwas abkühlen lassen und noch heiß servieren.

Rezept von Bernadette Bächle-Helde

Für Autofahrer und Kinder

Es gibt auch eine alkoholfreie Variante. Dazu ersetzen Sie den Rotwein durch einen Liter Apfelsaft oder Früchtetee. Die Zubereitung ist ansonsten gleich – und schon haben sie einen wohlschmeckenden Winterpunsch ganz ohne Alkohol.

Kartoffelwickel für den Mann

Der Kartoffelwickel ist der ideale Wickel für Männer, wenn sie unter Verspannungen im Nacken- und Schulterbereich oder am Rücken leiden. Die Kartoffelauflage ist ein starker Wärmeträger: Gekochte Kartoffeln speichern die Hitze lange und geben sie nur langsam wieder ab.

Achtung heiss!
Den Kartoffelwickel nicht anwenden bei akuten Rückenschmerzen oder Nervenreizungen, offenen Wunden oder Hautirritationen, Sensibilitäts- oder Wahrnehmungsstörungen. Nicht bei Säuglingen und Kleinkindern auflegen und besondere Vorsicht bei betagten Menschen walten lassen.

2–6 mittelgroße Bio-Kartoffeln, je nach Größe der schmerzenden Stelle
1–2 Küchenkreppstücke oder Papiertaschentücher, Geschirrtuch oder Stoffwindel, Außentuch, zum Beispiel Badetuch oder Wollschal

So geht's

- Die Kartoffeln kochen oder dämpfen. Heiß aus dem Kochtopf nehmen, nebeneinander auf das Papiertuch legen und damit ringsum einwickeln.
- Das Kartoffelpäckchen mit einem Geschirrtuch umhüllen.
- Nun das gesamte Päckchen mit der flachen Hand zerdrücken, damit die Kartoffelauflage ungefähr 2 cm dick wird und gut aufgelegt werden kann.
- Nun einige Minuten abwarten, bevor sie aufgelegt wird, da die Auflage am Anfang noch sehr heiß ist. Die Temperatur am Unterarm prüfen.
- Die Kartoffelauflage vorsichtig auf die schmerzende Stelle legen. Kurz abwarten und testen: Ist sie noch zu heiß? Dann wieder hochnehmen und noch etwas warten. So lange wiederholen, bis Sie die Wärme vertragen.
- Danach die Kleidung darüberziehen und das Kartoffelpäckchen mit einem Außentuch festbinden.
- So lange aufgelegt lassen, wie sie warm ist, das dauert etwa eine Stunde.
- Die Kartoffeln anschließend mitsamt dem Küchenpapier entsorgen, sie sind nur zum einmaligen Gebrauch geeignet.
- Die Anwendung sollte einmal täglich erfolgen, bis die Beschwerden abklingen.

Rezept von Bernadette Bächle-Helde

Männer-Magenschmeichler

Es ist ein Brauch von alters her: Wer Sorgen hat, hat auch Likör! Mit verdauungsfördernden Kräutern darin vertreibt man Sorgen, die auf den Magen schlagen. Diese Rezeptur ergibt einen richtig guten Verdauungslikör.

Für etwa 700 ml

je 2 EL Pfefferminz-, Rosmarin- und Thymianblätter sowie Fenchelsamen
10 1-Euro-große Ingwerscheiben
1 Wermutblatt
1/2 Stange Zimt
5 zerdrückte Kardamomkapseln
100–150 g brauner Kandiszucker
700 ml Wodka oder Korn
Mörser
Flasche (1 Liter)

So geht's

- Die Kräuter klein schneiden, den Fenchel mörsern. Sämtliche Zutaten in die Flasche füllen.
- Acht Wochen lang stehen lassen, täglich schütteln.
- Abgießen und mindestens noch vier Wochen, besser monatelang zum Nachreifen stehen lassen.

Rezept von Ursel Bühring

Als Geschenk

Von dieser Art Magenschmeichler bekomme ich regelrecht Bestellungen: Hübsch verpackt ist er ein gutes Weihnachts- oder Geburtstagsgeschenk.

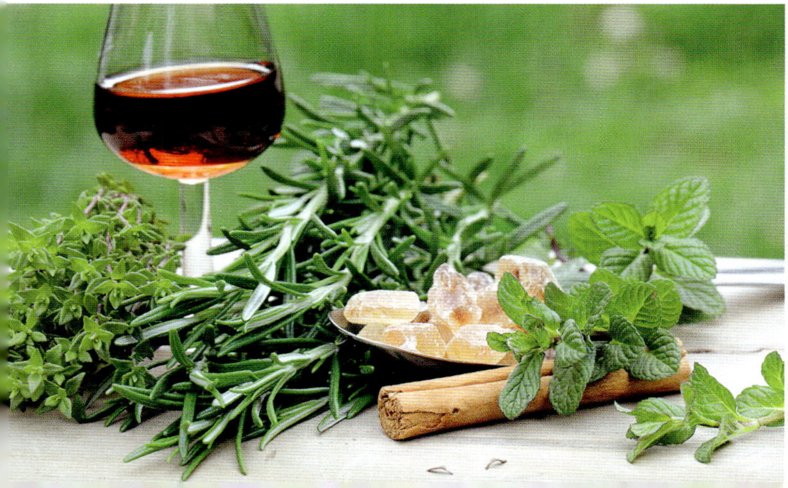

Etwas herb und schön würzig schmeckt der Magenschmeichler für Männer.

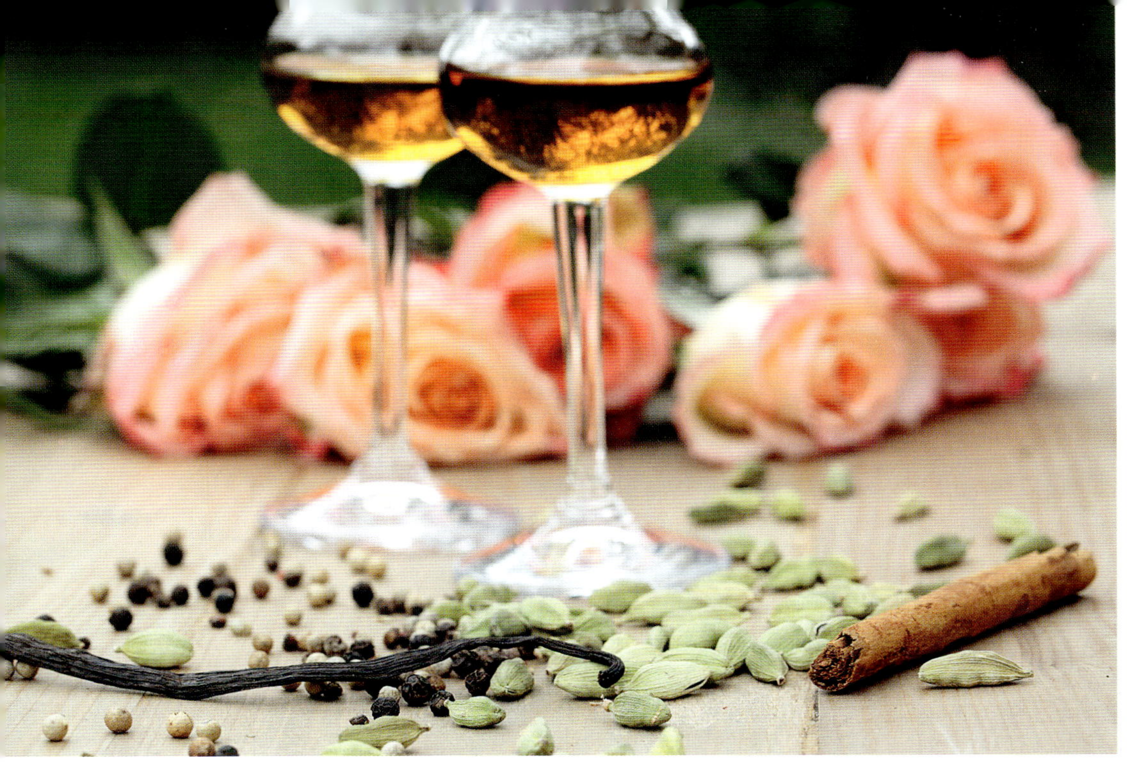

Hochzeitslikör für reichen Kindersegen

Anis als Aphrodisiakum? Er wurde schon in altägyptischen Papyri als solches erwähnt. Früher bereiteten die Frauen nach der Feldarbeit im Herbst anishaltige Getränke für ihre Männer, damit es im folgenden Sommer reichen Kindersegen geben sollte. Übrigens: Solche Rezepturen habe ich immer erst in der Weiterbildung verraten; Sie dürfen sich also glücklich schätzen, Sie sind schon fortgeschritten.

Liebespflanzen

Anis ist, wie gesagt, ein Aphrodisiakum. Engelwurzwurzel durchwärmt „den unteren Menschen" und fördert, ähnlich wie Rosmarin, die Durchblutung des Beckenbereichs. Wenn das „Liebesstöckel" des Mannes nicht mehr steht, soll Liebstöckel helfen, und Damiana (*Turnera diffusa*) ist „die Pflanze, die dem Mann das Hemd auszieht ..."

Für 500 ml

je 10 g Fenchel-, Kümmel- und Anissamen
je 6 g Engelwurz- und Liebstöckelwurzel
je 4 g Rosmarin- und Damianablätter
je 1/2 Zimtstange und Vanilleschote
je 3 Pfefferkörner und Kardamomkapseln
500 ml 38 %igen Doppelkorn
Mörser, Schraubglas

So geht's

- Alle Zutaten mörsern und mit Korn übergießen.
- Sechs Wochen stehen lassen; regelmäßig schütteln.
- Abfiltern und kühl und trocken lagern. Der Likör wird mit der Zeit immer besser.
- Gläschenweise genießen.

Rezept von Ursel Bühring

Kraft für Männerhaar

Schöne Haare vergleichen romantische Dichter mit der Krone auf dem Haupt – was aber, wenn sie dort nur noch spärlich sprießen? Na und? Ich mag Männer, die zu ihrem persönlichen Reifeprozess stehen, seien es Augenfältchen oder weniger Haare. Wundermittel verspreche ich Ihnen hier keine, aber unterstützende Tipps.

Beinwellwurzeln, frisch oder getrocknet
Wasser

So geht's

- 2 EL zerkleinerte Wurzeln mit 250 ml kaltem Wasser übergießen und zum Kochen bringen.
- 10 Minuten köcheln, dann abgießen und abkühlen lassen.
- Die Haare mit Rosmarin-Shampoo (aus der Apotheke) waschen, danach die Beinwell-Spülung gründlich einmassieren.
- Mit einem Handtuch bedeckt 15 Minuten einwirken lassen, anschließend ausspülen.

Rezepte von Ursel Bühring

Beinwell für die Haare?

Solange die Haarwurzeln noch in Ordnung sind, unterstützt Beinwell den Neuwuchs von Haaren deutlich sichtbar. Er schenkt dünnem, sprödem Haar stärkeren Halt, mehr Glanz, Volumen, Spannkraft und fördert die Durchblutung der Kopfhaut.

Kopfhautliquid

je 30 g getrocknete Brennnessel- und Klettenwurzeln, Brennnessel-, Birken-und Rosmarinblätter

So geht's

- Zutaten mischen, 2 EL dieser Mischung mörsern.
- Mit 250 ml Wasser 15 Minuten lang kochen, abgießen und erkalten lassen.
- In die Kopfhaut einmassieren.

Haarwuchstinktur

je 40 g getrocknete Kletten- und Brennnesselwurzel
je 20 g Rosmarin- und Birkenblätter sowie Kapuzinerkressekraut (mit Blüten und Blättern)
400 ml 32 %iger Korn
150 ml Rosmarinhydrolat (oder Rosenwasser)
Glasgefäß mit Deckel

So geht's

- Die Pflanzen gut zerkleinern und mit dem Korn und dem Rosmarinhydrolat übergießen.
- Drei Wochen stehen lassen, regelmäßig schütteln, danach abgießen.
- Regelmäßig in den Haarboden einmassieren.
- Bewährt bei hormonell bedingtem Haarausfall.

Noch mehr Infos

ÄTHERISCHE ÖLE

Botanische Bezeichnung und Wirkungen der Öle, die in den Rezepten erwähnt werden

Bergamotte *Citrus bergamia*
Körperliche Wirkung: antiseptisch, bakterizid, fungizid, entspannt die Muskulatur, regt den Hauttonus an, wirkt adstringierend auf die Poren
Psychische Wirkung: allgemein harmonisierend, die Stimmung verbessernd, antidepressiv

Benzoe Siam *Styrax tonkinensis*
Körperliche Wirkung: Hautregenerierend, sehr pflegend, v.a. bei trockener Haut, entzündungshemmend, beruhigend, juckreizstillend
Psychische Wirkung: allgemein entspannend, harmonisierend, die Stimmung verbessernd

Cajeput *Melaleuca cajeputii*
Körperliche Wirkung: stark antiseptisch, schleimlösend, schmerzlindernd, muskelentspannend
Psychische Wirkung: konzentrationsfördernd, belebend, erfrischend

Cardamom *Elettaria cardamomum*
Körperliche Wirkung: desinfizierend, schleimlösend, entkrampfend
Psychische Wirkung: tonisierend, wärmend, entspannend, harmonisierend, gibt das Gefühl von Wohlbefinden

Eukalyptus *Eucalyptus globulus*
Körperliche Wirkung: stark antibakteriell, schleimlösend, entzündungshemmend
Psychische Wirkung: aktivierend, belebend, erfrischend, konzentrationsfördernd

Grapefruit *Citrus paradisi*
Körperliche Wirkung: desinfizierend, entkrampfend, entstauend, stärkt das Immunsystem, fördert den Stoffwechsel
Psychische Wirkung: harmonisierend, erheiternd, erfrischend, stimmungsaufhellend

Immortelle *Helichrysum italicum*
Körperliche Wirkung: antibakteriell, stimuliert den Lymphfluss, entzündungshemmend, löst Hämatome auf
Psychische Wirkung: löst innere Verspannung, fördert innere Ruhe

Kreuzkümmel *Cuminum cyminum*
Körperliche Wirkung: verdauungsfördernd, entblähend, appetitanregend, krampflösend
Psychische Wirkung: entspannend, beruhigend, kräftigend

Lavendel *Lavandula angustifolia*
Körperliche Wirkung: zellerneuernd, sanft durchblutungsfördernd, fungizid, entzündungshemmend
Psychische Wirkung: ausgleichend, beruhigend

Majoran *Origanum majorana*
Körperliche Wirkung: entkrampfend, schmerzstillend, leicht schleimlösend, fördert die Verdauung
Psychische Wirkung: stark entspannend, beruhigend, schlaffördernd

EINKAUFSHILFEN FÜR REINE ÄTHERISCHE ÖLE

Folgendes muss vom Hersteller ausgewiesen sein:

- 100 % naturreines ätherisches Öl (Achtung: naturidentisch bedeutet synthetisch!)
- Botanische Bezeichnung der Herkunftspflanze
- Ursprungsland (weil unterschiedliche Inhaltsstoffe, z.B. Rosmarin aus Nordafrika CT Cineol oder Rosmarin aus Italien, CT Verbenon)
- Pflanzenteil, aus dem das Öl gewonnen wurde, z.B. Orange (Schale), Petit Grain (Zweigenden), Neroli (Blüten)
- Exakte Füllmenge in Milliliter oder Gramm
- Anbauart (kbA, Wildsammlung, konventioneller Anbau)
- Gewinnungsverfahren (Destillation, Extraktion)
- Angabe über Zusätze bei zähflüssigen Ölen, z.B. Tonka, Honig
- Angabe über Trägeröle und Mischungen (Verdünnung bei sehr teuren Ölen, z.B, 10 % Jasmin)
- Chargennummer – Kontrollnummer (wichtig für Reklamationen oder Unverträglichkeiten)

Mandarine rot *Citrus reticulata*
Körperliche Wirkung: entkrampfend, appetitanregend, stärkt das Immunsystem
Psychische Wirkung: stimmungsaufhellend, erfrischend, ausgleichend, angstlösend

Melisse *Melissa officinalis*
Körperliche Wirkung: schmerzlindernd, krampflösend, herzstärkend, appetitanregend
Psychische Wirkung: ausgleichend, beruhigend, stärkend, entspannend

Orange *Citrus sinensis*
Körperliche Wirkung: stärkt das Immunsystem, appetitanregend, gegen Blähungen, entkrampfend
Psychische Wirkung: entspannend, beruhigend, erheiternd, ausgleichend

Patchouli *Pogostemon cablin*
Körperliche Wirkung: Hautregenerierend, entzündungshemmend, juckreizstillend, wundheilend
Psychische Wirkung: stark entspannend, stärkend, stimmungsaufhellend, erotisierend

Pfefferminze *Mentha piperita*
Körperliche Wirkung: stark schmerzstillend, stark kühlend, entzündungshemmend, entkrampfend auf die Verdauungsorgane, wundheilend, juckreizstillend, schleimlösend
Psychische Wirkung: erfrischend, kühlend, konzentrationsfördernd, belebend, klärend

Ravintsara *Cinnamomum camphora*
Körperliche Wirkung: virenhemmend, schleimlösend, fiebersenkend, stärkt das Immunsystem
Psychische Wirkung: aktivierend, belebend, stärkend

Rose *Rosa damascena*
Körperliche Wirkung: entzündungshemmend, tonisierend auf die Gefäße, fördert das Wachstum neuen Gewebes, harmonisiert das Hautrelief, lindert Rötungen und Reizungen
Psychische Wirkung: hilft Grenzen zu überschreiten, spendet Trost, beruhigt die Nerven

Rosenholz *Aniba rosaeodora*
Körperliche Wirkung: beruhigt die Zellen, entspannt, wirkt entzündungshemmend, hautregenerierend, wundheilend, gegen Falten, stark wirksam gegen Pilze und Bakterien
Psychische Wirkung: Nerventonikum, baut auf bei nervöser Erschöpfung, stimmungsaufhellend

Rosmarin *Rosmarinus officinalis*
Körperliche Wirkung: kreislaufanregend, durchblutungsfördernd, schmerzstillend, schleimlösend, entzündungshemmend
Psychische Wirkung: stärkt das Gedächtnis, konzentrationsfördernd, anregend

Sandelholz *Santalum album*
Körperliche Wirkung: hautregenerierend, juckreizstillend, sehr hautpflegend bei trockener, empfindlicher Haut, entstaut das Lymphsystem, beruhigt Entzündungen der Haut
Psychische Wirkung: krampflösend, entspannend, wärmend, harmonisierend

Teebaum *Melaleuca alternifolia*
Körperliche Wirkung: antibakteriell, antiviral, pilztötend, entzündungshemmend, desinfizierend, schmerzlindernd, wundheilend
Psychische Wirkung: stärkend

Tonka *Dipteryx odorata*
Körperliche Wirkung: schmerzlindernd, entkrampfend, erwärmend
Psychische Wirkung: stark entspannend, beruhigend, ausgleichend, angstlösend, wohltuend

Vetiver *Vetiveria zizanoides*
Körperliche Wirkung: sehr hautpflegend, besonders bei dünner, empfindlicher Altershaut
Psychische Wirkung: krampflösend, entspannend, ausgleichend

Wacholder *Juniperus communis*
Körperliche Wirkung: entzündungshemmend, entwässernd, verdauungsfördernd
Psychische Wirkung: aktivierend, stärkend, kräftigend, belebend, vitalisierend

Weißtanne *Abies alba*
Körperliche Wirkung: schleimlösend, desinfiziert die Raumluft, regt die Atmung an, stärkt das Immunsystem
Psychische Wirkung: aktivierend, erfrischend, belebend, konzentrationsfördernd

Ylang Ylang *Cananga odorata*
Körperliche Wirkung: sehr hautpflegend, hautregenerierend, juckreizstillend, schmerzstillend, regt die Hautfunktionen an und gleicht aus
Psychische Wirkung: entspannend, entkrampfend, weckt Lebensfreude und Sinnesfreuden

Zeder *Cedrus atlantica*
Körperliche Wirkung: entzündungshemmend, hautpflegend und -regenerierend, juckreizstillend, adstringierend, hemmt die Talgproduktion, antiseptisch
Psychische Wirkung: gibt Selbstvertrauen, stabilisiert die Psyche bei großer Belastung

Zimtrinde *Cinnamomum ceylanicum*
Körperliche Wirkung: stark antibakteriell, antimykotisch, erwärmend, durchblutungsfördernd, entkrampfend, schmerzstillend
Psychische Wirkung: anregend, stärkend, vitalisierend, belebend

Zitrone *Citrus limon*
Körperliche Wirkung: desinfiziert die Raumluft, antiseptisch, adstringierend, regt den Lymphfluss an
Psychische Wirkung: stimmungsaufhellend, anregend, konzentrationsfördernd, inspirierend

Zypresse *Cupressus sempervirens*
Körperliche Wirkung: antiseptisch, desinfiziert die Raumluft, schleimlösend, stabilisierend
Psychische Wirkung: Konzentration fördernd, stabilisierend, gibt Struktur

BEZUGSQUELLEN

Alle Zutaten, auch Cremedosen, Thermometer und Ähnliches, bekommen Sie in der Apotheke, im Naturkostladen, in der Drogerie oder bei den unten angegebenen Adressen.

Heilpflanzen

Alfred Galke GmbH
Flecken Gittelde, Am Bahnhof 1, 37539 Bad Grund, Tel. 05327 86810, info@galke.com, www.galke.com
Kräuter und Gewürze. Kontrolliert biologischer Anbau und konventionelle Ware

Artemisia Allgäuer Kräutergarten
Hopfen 29, 88167 Stiefenhofen im Allgäu, Tel. 08386 960510, info@artemisia.de, www.artemisia.de
Heilkräuter und Teemischungen, Bücher, Seminare

Bahnhofapotheke Kempten
Bahnhofstr. 12, 87435 Kempten, Tel. 0831 5226611, info@bahnhof-apotheke.de, www.bahnhof-apotheke.de
Teekräuter, u. a. Teemischungen von Ursel Bühring, ätherische Öle, auch original Aromamischungen, Seminare

KräuterSchulte
Hauptstraße 5, 76593 Gernsbach, Tel. 07224 3876, info@kraeuterschulte.de, www.kraeuterschulte.de
Kräuter, Gewürze, Öle. Kontrolliert biologischer Anbau und konventionelle Ware

Körnerkissen und Utensilien für Wickel

Feige Naturproduktehaus
Altenkirchener Str. 27, 53567 Asbach,
Tel. 02683 645511, www.naturproduktehausfeige.de
Kirschkerne, Hirseschalen, Dinkelspelz

Stephanie Möllmann
Alstedder Str. 23, 44534 Lünen, Tel. 02306 9103460, info@lavendel-co.de, www.lavendel-co.de
Wickelwerkstatt, Kirschkern- und Kräuterkissen

Naturkissen Monika Stutzenberger
Gartenstr. 21, 67731 Otterbach, Tel. 06301/4824, info@naturkissen.net, www.Naturkissen.net
Dinkel-, Hirse- und Traubenkernkissen, Leinsamen-, Kirschkern-, und Kräuterkissen

Öle, Cremes & Co.

Aromapflege GmbH
Evelyn Deutsch
Glasauergasse 15, 1130 Wien, Tel. 0043(0)5672 64942, info@aromapflege.com, www.aromapflege.com
Schule für Aromapflege & Heilpflanzenkunde, Shop

Biologie-Bedarf Thorns
Westlicher Stadtgraben 50, 94469 Deggendorf, Tel. 0991 34478865, www.biologie-bedarf.de
Laborzubehör, u.a. Bechergläser

Dragonspice Naturwaren
Im Staudfuß 4, 72770 Reutlingen, Tel. 07121 5939980, info@dragonspice.de, www.dragonspice.de
Zutaten für Cremes

Farfalla Essentials AG
Florastrasse 18, CH-8610 Uster (Schweiz), Tel. 0041 (0)449059900, farfalla@aon.at, www.farfalla.ch
Zutaten für Cremes, ätherische Öle

Laborhandel Krumpholz
Hochstraße 14, 65618 Selters, Tel. 06483 805430, info@laborhandel-krumpholz.de, www.laborhandel-krumpholz.de
Laborzubehör, u.a. Bechergläser

Manske GmbH
Großcomburger Weg 31, 74523 Schwäbisch Hall, Tel. 0791 4994411, info@gisellamanske.com, www.gisellamanske.com
Zutaten zur Cremeherstellung, u.a. Xanthan

Primavera life
Am Fichtenholz 5, 87477 Sulzberg, Tel. 08376 8080, info@primavera-life.de, www.primavera.de
100 % naturreine ätherische Öle, kontrolliert biologischer Anbau, Demeter- und konventioneller Anbau, Aromatherapie-Seminare und -Ausbildungen

ZUM WEITERLESEN

Alles über Heilpflanzen – erkennen, anwenden und gesund bleiben von Ursel Bühring. Verlag Eugen Ulmer, Stuttgart 2011.
Ein Rundum-Ratgeber über die wichtigsten Heilpflanzen und wie man sie erkennt, wie sie wirken und wie man sie anwendet.

Heilpflanzen in der Kinderheilkunde. Das Praxis-Lehrbuch von Ursel Bühring, Helga Ell-Beiser und Michaela Girsch. Haug Verlag, Stuttgart 2012.
Umfassendes, fundiertes Werk zum Thema.

Heilpflanzen in der Pflege von Ursel Bühring und Annegret Sonn. Verlag Hans Huber, Bern 2013.
Umfassendes, fundiertes Werk zum Thema.

Heilsame Wickel und Auflagen aus Heilpflanzen, Quark & Co. von Bernadette Bächle-Helde und Ursel Bühring. Verlag Eugen Ulmer, Stuttgart 2013.
Ratgeber für die einfache Anwendung von Wickeln als sanfte Therapie für die ganze Familie.

Kuren für Körper und Seele – Organe pflegen mit Heilpflanzen von Ursel Bühring. Verlag Eugen Ulmer, Stuttgart 2012.
Ratgeber für die Anwendung von Heilpflanzen rund ums Jahr zur Pflege und Gesunderhaltung der inneren Organe.

Praxis-Lehrbuch der modernen Heilpflanzenkunde von Ursel Bühring. Haug Verlag, Stuttgart 2011.
Umfassendes, fundiertes Werk zum Thema.

MEHR ÜBER HEILPFLANZEN

Freiburger Heilpflanzenschule
Zechenweg 6, 79111 Freiburg, Tel. 0761 55655905, info@heilpflanzenschule.de, www.heilpflanzenschule.de

Heilpflanzenschule Verden
Schafwinkeler Dorfstraße 1, 27308 Kirchlinteln, Tel. 04237 942282, mpk@heilpflanzenschule-verden.de, www.heilpflanzenschule-verden.de

PhytAro
Heilpflanzenschule Dortmund
Im Karrenberg 56, 44329 Dortmund, Tel. 0231 88086613, info@phytaro.de, www.phytaro.de

Ursel Bühring
Phytotherapie – Heilpflanzen kompetent anwenden
www.ursel-buehring.de, www.phytoapp.de

SCHNELL NACHGESCHLAGEN

AUTORINNEN UND AUTOREN

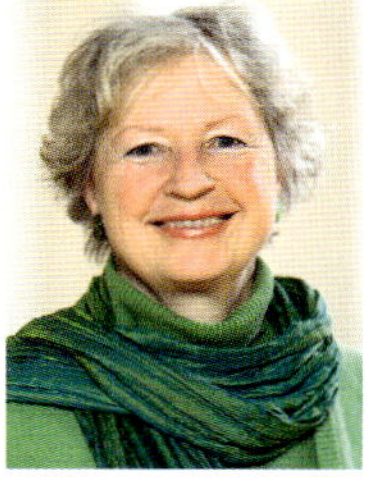

Ursel Bühring hat die Heilpflanzenkunde zu ihrem Beruf gemacht, und mittlerweile fließt „grünes Blut" durch ihre Adern. Sie ist Heilpraktikerin, Dozentin der Phytotherapie und gründete 1997 die renommierte Freiburger Heilpflanzenschule. „Lebendiges Lernen" ist ihr Motto. Aus dem praktischen Unterrichten geboren schrieb und schreibt sie eine Fülle von Lehr- und Sachbüchern. Zum Lehrplan an ihrer Schule gehörte stets die Entwicklung heilkräftiger und kulinarischer Rezepte, die mit der Zeit und dem Team gewachsen sind – und davon dürfen Sie nun profitieren.

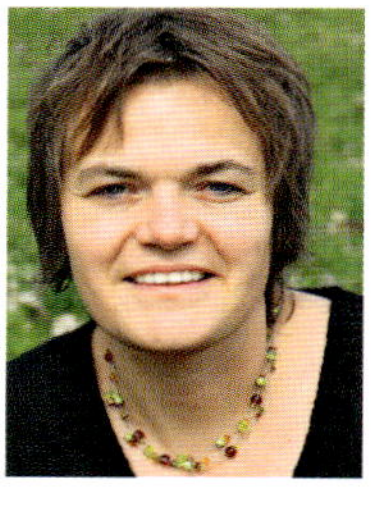

Bernadette Bächle-Helde ist Kinderkrankenschwester, Fachfrau für Wickel und Heilpflanzen, Pflegepädagogin und Pflegewissenschaftlerin, außerdem Dozentin für naturheilkundliche Pflege. Sie ist Ehefrau eines Bio-Winzers am Kaiserstuhl und vertreibt dort eigene Kräutermischungen.

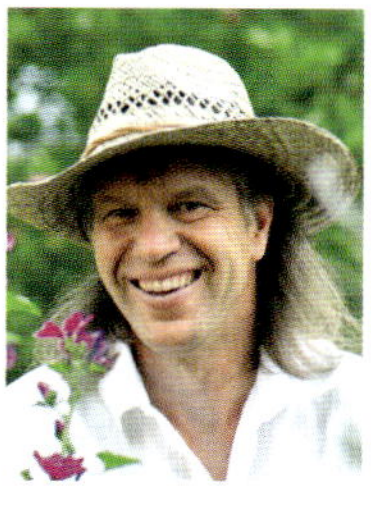

Rudi Beiser infizierte sich bereits als Schüler mit dem Kräutervirus. Er war und ist Hausgärtner, Koch, Bioladner, Hausmann, Kräuterhändler, Kräuteranbauer, Seminarleiter und Autor. Sein turbulenter Werdegang bereicherte sein Kräuterwissen aus immer neuen Blickwinkeln.

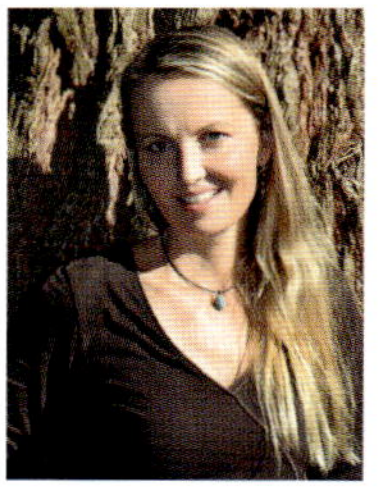

Tanja Benzing hat langjährige Vertriebs-und Schulungserfahrung im Bio-Naturkosmetik-Fachhandel und ist in Aromatherapie und Phytotherapie ausgebildet. Die Pflanzenwelt mit ihren einzigartigen Düften und Heilkräften fasziniert sie immer wieder neu.

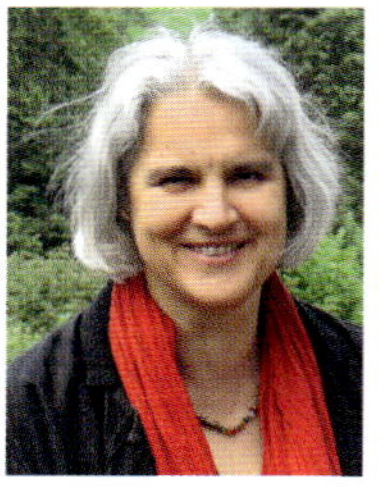

Ursula Bertsch ist Heilpflanzenschulen-Schülerin und -Assistentin der (fast) ersten Stunde. Seit dieser Zeit ist sie auch (Er-)Finderin und Erzählerin von Heilpflanzenmärchen, die das Angenehme – das Erzählen oder Hören von Märchen und Geschichten – mit dem Nützlichen – dem Wissen über Heilpflanzen – auf vergnügliche Weise verbinden können.

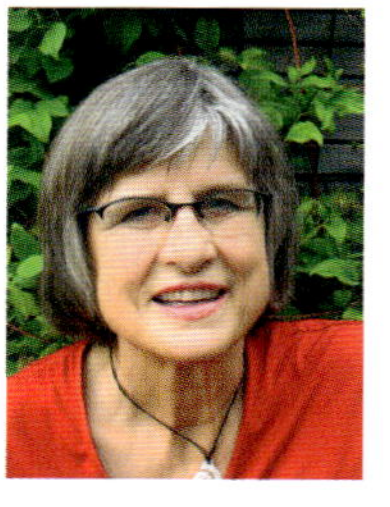

Margret Demleitner ist Heilpraktikerin, Aromatherapeutin und Ergotherapeutin. Seit 30 Jahren ist sie besonders von den ätherischen Ölen fasziniert, die wunderbar im therapeutischen Bereich wirken und unvergleichlich für wohlige Gefühle sorgen.

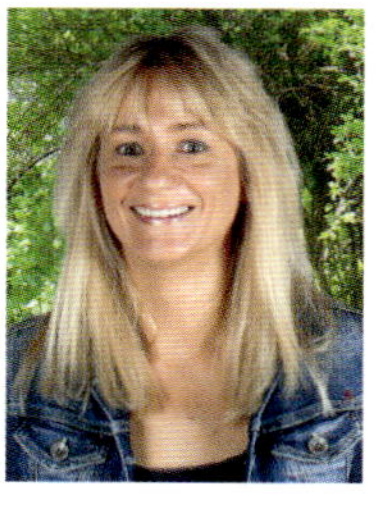

Helga Ell-Beiser ist Heilpraktikerin, Dozentin und Mitarbeiterin der Freiburger Heilpflanzenschule und Fachbuchautorin. Seit 1997 hat sie eine eigene Praxis mit den Schwerpunkten Phytotherapie, Psychosomatik, Frauenheilkunde, manuelle Therapien und ganzheitliche Regulationsverfahren.

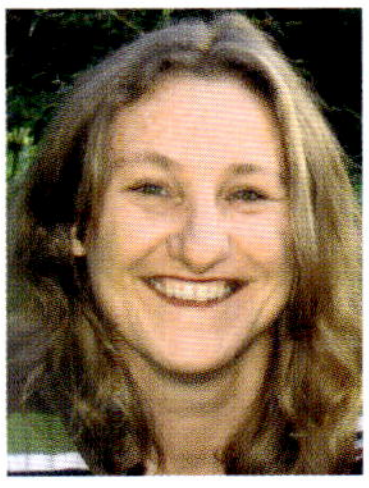

Michaela Girsch ist Heilpraktikerin in eigener Praxis, Dozentin für Phytotherapie und Fachbuchautorin. Sie hat in ihrer Jugend durch das Interesse an Heilpflanzen zur Naturheilkunde gefunden und arbeitet seit über 20 Jahren ganzheitlich phytotherapeutisch.

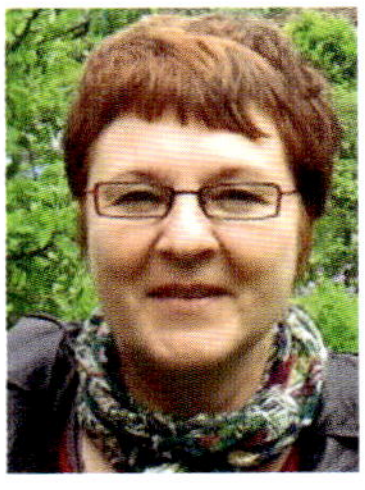

Anita Halter ist Krankenschwester und Heilpraktikerin. 2001 hat sie ihre Prüfung an der Freiburger Heilpflanzenschule absolviert und war dort über Jahre Unterrichtsassistentin. Sie beschäftigt sich mit Symbolen, besonders den Pflanzensymbolen auf Grabsteinen.

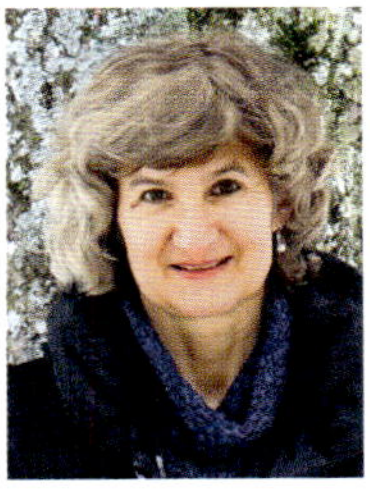

Pia Hess ist seit mehr als 30 Jahren Herstellerin von Naturkosmetik und Kursleiterin auf den Gebieten Naturkosmetik, Heilpflanzen und Düfte. Die gelernte Schweizer Drogistin hat sich in Aromatherapie und Pflanzenheilkunde weitergebildet, gibt dieses Wissen als Dozentin weiter und führt seit langer Zeit eine Ladenwerkstatt in der Berner Altstadt.

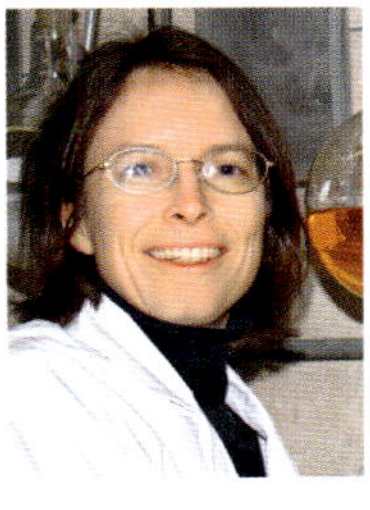

Conwitha Lapke begab sich nach dem Studium der Biochemie auf den Weg zur Alchemie. Im Spannungsfeld dieser Disziplinen beruflich seit vielen Jahren zwischen den Stühlen sitzend, ist sie gleichermaßen von altem und neuem Wissen rund um Heilpflanzen, ihren Zubereitungsformen und Kombinationsmöglichkeiten begeistert.

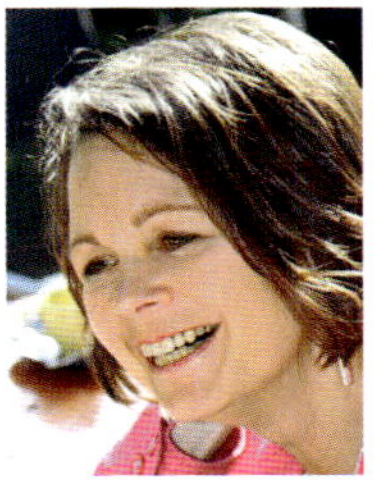

Friederike Schäck hatte als Grafikerin, Mutter von drei Kindern, Hausfrau und Schmuckverkäuferin die Liebe für Pflanzen zwar immer im Hinterkopf, aber erst 2009 in der Freiburger Heilpflanzenschule in den Vordergrund geholt, in der sie jetzt auch als Kursbegleiterin arbeitet.

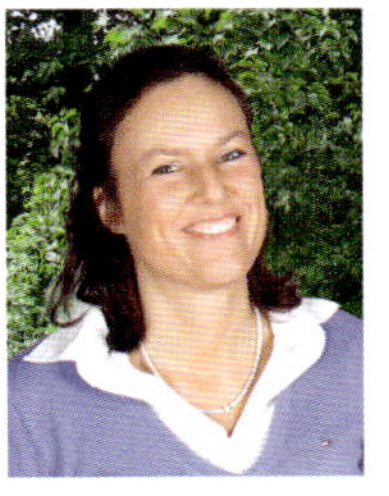

Cornelia Stern war viele Jahre als Fachapothekerin für Klassische Homöopathie und Naturheilkunde in der Schweiz tätig. Sie ist Dozentin in den Bereichen Phytotherapie, Homöopathie, Gemmotherapie und Spagyrik. Seit 2013 leitet sie zusammen mit ihrem Mann Joachim Stern die Freiburger Heilpflanzenschule.

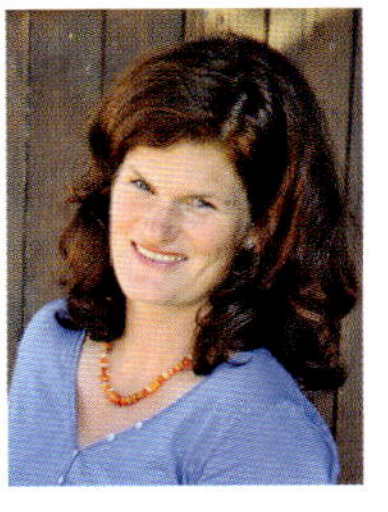

Andrea Tellmann ist Krankenschwester und Heilpraktikerin mit Schwerpunkt Phyto- und Aromatherapie. Sie lebte drei Jahre in Hyderabad in Indien und beschäftigte sich dort intensiv mit indischen Kräutern (Ayurveda) und ihrer Anwendung in Medizin, Küche, Alltag und bei der Schönheitspflege.

BILDQUELLEN, TEXTQUELLEN

Die Fotos stammen von Heike Schmidt-Röger mit Ausnahme der folgenden:
Arco Images/O. Diez: Klappe vorn li.2.v.u.; Bächle-Helde, Bernadette: S. 142 li.m.; Benzing, Tanja: S. 142 re.o.; Bertsch, Ursula: S. 142 re.2.v.o.; Bühring, Ursel: S. 42 = Klappe vorn li.2.v.o., 48, 113, Klappen: vorn li.o., vorn re.2.v.o., vorn re.2.v.u., hinten li.2.v.u., hinten li.u., hinten r.o.; Claudio Divizia - Shutterstock.com: Klappe vorn re.u.; Clipdealer.com/alexraths: S. 48; daffodilred - Shutterstock.com: S. 130; Demleitner, Margret: S. 142 re.2.v.u.; Dream79 - Shutterstock.com: S. 91 und Klappe vorn li.u.; Drozdowski - Shutterstock.com: S. 97; ekawatchaow - Shutterstock.com: S. 59; Ell-Beiser, Helga: S. 142 re.u.; G10ck - Shutterstock.com: S. 92; Girsch, Michaela: S. 143 li.o.; Grimplet - Shutterstock.com: Titelfoto Lavendel; Halter, Anita: S. 143 li.2.v.o.; Hath, Jessica: S. 43, 142 li.o.; Hecker, Frank: S. 22, Klappen: vorn re.o., hinten re.2.v.o., hinten re.2.v.u.; Hess, Pia: S. 143 li.2.v.u.; Lapke, Conwitha: S. 143 li.u.; Mauritius images: Klappe hinten li.2.v.o.; Möhrle, Bigi: S. 142 li.u.; Radka Palenikova - Shutterstock.com: S. 71; Ralko - Shutterstock.com: Titelfoto Hopfen; Roxana Bashyrova - Shutterstock.com: S. 86; Schäck, Friederike: S. 143 re.u.; Stern, Cornelia: S. 143 re. m.; Tellmann, Andrea: S. 143 re.u.; Tsyhun - Shutterstock.com: Titel: Papier; ultimathule - Shutterstock.dom: S. 9; zolssa - Shutterstock.com: Titel: Hintergrundzeichnung Lavendel

Die Zeichnungen auf den Seiten 8, 13, 20, 42, 51, 68 fertigte Susanne Junker, red.sign, Stuttgart.

Das veränderte Rezept Heidelberger-Gesund-Pulver auf Seite 112 mit freundlicher Genehmigung des Günter Albert Ulmer Verlag, Tuningen, aus dem Buch „Das Sieben-Kräuter-Erbe" von Bertrand Heidelberger.

HAFTUNGSAUSSCHLUSS

Autoren und Verlag bemühen sich sehr um aktuelle, richtige und zuverlässige Angaben.
Fehler können jedoch nicht vollständig ausgeschlossen werden. Eine Garantie für die Richtigkeit der Angaben kann daher nicht gegeben werden. Haftung für Schäden und Unfälle wird aus keinem Rechtsgrund übernommen.

BIBLIOGRAFISCHE INFORMATION DER DEUTSCHEN NATIONALBIBLIOTHEK

Die Deutsche Nationalbibliothek verzeichnet diese Publikation in der Deutschen Nationalbibliografie; detaillierte bibliografische Daten sind im Internet über http://dnb.d-nb.de abrufbar.

Wollgrasweg 41, 70599 Stuttgart (Hohenheim)
E-Mail: info@ulmer.de
Internet: www.ulmer.de
Umschlagentwurf: red.sign, Anette Vogt, Stuttgart
Satz: red.sign, Susanne Junker, Stuttgart
Lektorat: Ina Vetter, Antje Krause
Herstellung: Gabriele Wieczorek
Reproduktion: timeRay visualisierungen, Herrenberg
Druck und Bindung: Westermann Druck, Zwickau
Printed in Germany

ISBN 978-3-8001-7996-1